Posttraumatische Belastungsstörung

Leitfaden Kinder- und Jugendpsychotherapie
Band 12

Posttraumatische Belastungsstörung
von Dr. Regina Steil und Prof. Dr. Rita Rosner

Herausgeber der Reihe:

Prof. Dr. Manfred Döpfner, Prof. Dr. Gerd Lehmkuhl,
Prof. Dr. Franz Petermann

Posttraumatische Belastungsstörung

von

Regina Steil und Rita Rosner

HOGREFE

GÖTTINGEN · BERN · WIEN · PARIS · OXFORD · PRAG
TORONTO · CAMBRIDGE, MA · AMSTERDAM · KOPENHAGEN

Dr. Regina Steil, geb. 1965. 1986-1991 Studium der Germanistik und Psychologie in Marburg. 1996 Promotion. Psychologische Psychotherapeutin, Supervisorin und Dozentin in der Weiterbildung von Ärzten und Psychologen im Bereich Verhaltenstherapie. 1996-2003 Hochschulassistentin an der Universität Jena. 2004-2008 Leitende Psychologin an der Klinik für Psychosomatik und Psychotherapeutische Medizin des Zentralinstitutes für Seelische Gesundheit in Mannheim, Leitung der Behandlungseinheit Posttraumatische Belastungsstörung. Seit Juni 2008 wissenschaftliche Geschäftsführung der Verhaltenstherapie-Ambulanz der Universität Frankfurt.

Prof. Dr. Rita Rosner, geb. 1962. 1983-1989 Studium der Psychologie in München. 1991-1992 Forschungsstipendium an der University of California at Santa Barbara. 1996 Promotion. 2003 Habilitation. Approbierte Psychologische Psychotherapeutin, Supervisorin und Dozentin in der Weiterbildung von Psychologen und Ärzten. Seit 2003 Vertretung der Professur für Psychologische Beratung und Intervention an der Ludwig-Maximilians-Universität in München. Forschungs- und Arbeitsschwerpunkte: Psychotraumatologie unter besonderer Berücksichtigung von interkulturellen Aspekten sowie Komplizierte Trauer.

Bibliografische Information der Deutschen Nationalbibliothek

Die Deutsche Nationalbibliothek verzeichnet diese Publikation in der Deutschen Nationalbibliografie; detaillierte bibliografische Daten sind im Internet über http://dnb.d-nb.de abrufbar.

Göttingen • Bern • Wien • Paris • Oxford • Prag
Toronto • Cambridge, MA • Amsterdam • Kopenhagen
Rohnsweg 25, 37085 Göttingen

http://www.hogrefe.de
Aktuelle Informationen • Weitere Titel zum Thema • Ergänzende Materialien

Satz: Grafik-Design Fischer, Weimar
Druck: Druckerei Hubert und Co, Göttingen
Printed in Germany
Auf säurefreiem Papier gedruckt

ISBN 978-3-8017-1818-3

Einleitung: Grundlagen und Aufbau des Buches

Lange Zeit dachte man, dass Kinder von traumatischen Lebensereignissen weniger betroffen sind als Erwachsene. Heute aber weiß man, dass dem nicht so ist. Im Gegenteil – es zeigt sich, dass die Folgen von Traumata umso stärker sind, je jünger der Mensch ist. Posttraumatische Symptomatik äußert sich bei Kindern in anderer Weise als bei Erwachsenen. Bei der Diagnostik und bei der Intervention müssen die entwicklungsbedingten Besonderheiten des Kindes- und Jugendalters bedacht werden. Als beeindruckend wirksam hat sich bei Kindern ein kognitiv-behaviorales Behandlungskonzept erwiesen. Auch die in der Regel sehr schweren Folgen von sexuellem Missbrauch können mit diesen Interventionen in vielen Fällen dauerhaft gelindert bzw. geheilt werden.

Der vorliegende Leitfaden fasst den aktuellen Wissensstand zu Diagnostik, Epidemiologie, Komorbiditätsmustern und Risikofaktoren der Posttraumatischen Belastungsstörung (PTB) im Kindes- und Jugendalter auf der Basis neuester empirischer Ergebnisse zusammen. Er gibt einen Überblick über die wichtigsten ätiologischen Modelle der Störung und thematisiert die zugrundeliegende Entwicklungspsychopathologie. Die empirischen Ergebnisse der Wirksamkeitsforschung zur kognitiv-behavioralen Therapie (KBT) der PTB werden zusammengefasst und diskutiert. Im zweiten Teil wird ein kognitiv-behaviorales Konzept der Diagnostik, Prävention und Behandlung der PTB im Kindes- und Jugendalter detailliert dargestellt. Das vorgestellte Behandlungskonzept berücksichtigt nationale und internationale Leitlinien zur Diagnose und Behandlung der PTB im Kindes- und Jugendalter (z. B. die Leitlinien der Deutschen Gesellschaft für Kinder- und Jugendpsychiatrie und -psychotherapie, 2007; die Guidelines des britischen National Institute for Clinical Excellence, NICE, 2005; die Leitlinien der American Academy of Child and Adolescent Psychiatry, AACAP, 1998) und die Therapieansätze aus den Arbeitsgruppen um Cohen, Mannarino und Deblinger (2006), Kolko und Swenson (2002) sowie Lieberman und van Horn (2008).

Da sich sowohl Diagnostik als auch Behandlung bei Kleinkindern, Schulkindern und Jugendlichen unterscheiden, werden Altersaspekte jeweils berücksichtigt.

Der Leitfaden unterteilt sich in insgesamt fünf Kapitel:

1 Im ersten Kapitel wird der Stand der Forschung hinsichtlich Symptomatik, Epidemiologie, Komorbidität, Verlauf, Risikofaktoren, Modellen der Ätiologie und Aufrechterhaltung sowie der Therapie dargestellt. Hierbei werden insbesondere Aspekte berücksichtigt, die für die Formulierung der Leitlinien relevant sind.

2 Im zweiten Kapitel werden die Leitlinien zu Diagnostik und Verlaufskontrolle, Behandlungsindikationen und Therapie formuliert und ihre Umsetzung in die klinische Praxis dargestellt.

3 Im dritten Kapitel werden die Verfahren und Strategien kurz und prägnant beschrieben, die für Diagnostik, Verlaufskontrolle und Behandlung eingesetzt werden können.

4 Das vierte Kapitel enthält Materialien zur Diagnostik und Verlaufskontrolle sowie zur Behandlung und erleichtert damit die Umsetzung der Leitlinien in die konkrete klinische Praxis.

5 Im fünften Kapitel wird anhand eines Fallbeispiels die Umsetzung der Leitlinien in die klinische Praxis abschließend illustriert. Die Darstellung orientiert sich an den Gliederungspunkten für Psychotherapie im Rahmen der gesetzlichen Krankenversorgung.

Übersicht über die Leitlinen zur Diagnostik, Verlaufskontrolle und zur Therapie der Posttraumatischen Belastungsstörung

L1	Exploration des Patienten, der Eltern und anderer Personen
L2	Klärung der Diagnose(n) und der Differenzialdiagnose
L3	Standardisierte Maße zur Erfassung des Schweregrades der PTB-Symptomatik
L4	Information über das Ergebnis der Diagnostik für Kind und Eltern und Therapieempfehlung
L5	Verlaufskontrolle und Qualitätssicherung
L6	Indikation/Kontraindikation
L7	Wahl der Therapiemodalität
L8	Behandlungsplanung
L9	Behandlungsstruktur
L10	Behandlungsziele und Behandlungsvertrag
L11	Gesprächsführung und Aufbau einer guten therapeutischen Beziehung zu Kind und Eltern
L12	Psychoedukation und Entwicklung eines idiosynkratischen Störungsmodells
L13	Durchführung des Trainings in Emotionsregulation
L14	Durchführung der kognitiven Interventionselemente
L15	Durchführung der Expositionselemente
L16	Durchführung des Elterntrainings
L17	Pharmakologische Therapie

Ergänzt wird dieser Band durch einen Ratgeber zu Posttraumatischen Belastungsstörungen (Rosner & Steil, 2009). Der Ratgeber informiert Eltern, Lehrer und Erzieher über Symptomatik, Ursachen, Verlauf und Behandlungsmöglichkeiten bei PTB. Jugendliche erhalten Ratschläge zur Selbsthilfe.

Inhaltsverzeichnis

1 Stand der Forschung

Die Posttraumatische Belastungsstörung (PTB) ist eine gravierende psychische Störung, die bei Kindern und Jugendlichen nach besonders belastenden Erlebnissen wie z. B. Naturkatastrophen, Unfällen sowie dem Erleben sexueller oder nicht sexueller Gewalt auftreten kann (Heemann, Schulte-Markwort, Ruhl & Knoelker, 1998; Pfefferbaum, 1997; Pynoos, Steinberg & Goenjian, 1996; Schepker, 1997; Steil & Straube, 2002). Der Betroffene erlebt dabei unter großer Furcht und Entsetzen direkt oder indirekt eine Situation, die eine Bedrohung der körperlichen Unversehrtheit seiner selbst oder eines anderen Menschen beinhaltet. Auch die verbale Vermittlung eines solchen Ereignisses scheint bei Jugendlichen und Kindern eine PTB auslösen zu können (z. B. die Nachricht oder Fotografien vom gewaltsamen Tod eines Familienmitglieds; Giaconia, Reinherz, Silverman, Pakiz, Frost & Cohen, 1995; Nader, Pynoos, Fairbanks, Al-Ajeel & Asfour, 1993; Saigh, 1991). Bereits Kleinkinder und Vorschulkinder können eine PTB entwickeln (Drell, Siegel & Gaensbauer, 1993; Scheeringa, Zeanah, Drell & Larrieu, 1995; Scheeringa, Zeanah, Myers & Putnam, 2003; Scheeringa, Zeanah, Myers & Putnam, 2005). Grundlegende Dimensionen der Symptomatik sind die drei Faktoren *Intrusionen und deren aktive Vermeidung, emotionale Taubheit und passive Vermeidung emotional negativer Aktivitäten sowie autonome Übererregung* (vgl. Anthony, Lonigan & Hecht, 1999).

PTB kann nach unterschiedlichsten Ereignissen auftreten

1.1 Symptomatik

Das Erleben eines traumatischen Ereignisses ist ein Risikofaktor für eine Reihe von Störungen. Der zentrale Fokus dieses Buches liegt auf der Posttraumatischen Belastungsstörung. Unmittelbar nach dem Ereignis kann eine Akute Belastungsstörung (ABS; DSM-IV-TR), bzw. eine akute Belastungsreaktion (ABR; ICD-10) diagnostiziert werden. Die ABR in der ICD-10 ist eher als vorübergehendes Syndrom konzipiert, während die ABS im DSM-IV als noch nicht chronifizierte, aber deutlich krankheitswertige posttraumatische Reaktion verstanden wird, die neben den bereits beschriebenen Symptomen vor allem mit vermehrtem dissoziativen Erleben einhergeht. Auch reagieren nicht alle Betroffenen mit allen Symptomen, sondern nur mit Teilen davon. Kasten 1 gibt eine Übersicht zu den Diagnosen, die in direktem Zusammenhang mit dem Erleben eines traumatischen Ereignisses stehen. In der ICD-10 wird zusätzlich die Diagnose einer *andauernden Persönlichkeitsveränderung nach Extrembelastung* spezifiziert. Diese Diagnose ist vorgesehen für als irreversibel angesehene, die Persönlichkeit des Betroffenen verändernde Folge tiefgreifender, existenziell extremer Erfahrungen. Diese können Traumata im Sinne der ICD-10 sein, müssen dies aber nicht (die Diagnose kann z. B. auch nach einer schweren oder wiederholt

Akute und chronische Formen der Reaktion auf ein traumatisches Ereignis können unterschieden werden

aufgetretenen psychischen Störung gegeben werden). Als Symptomatik wird hier eine feindliche und misstrauische Haltung gegenüber der Welt, sozialer Rückzug, ein Gefühl der Leere oder Hoffnungslosigkeit, ein chronisches Gefühl von Nervosität oder Entfremdung angegeben. Diese Veränderungen sind anhaltend und lebensverändernd. Sie äußern sich in unangepasstem und unflexiblem Verhalten und führen zu Beeinträchtigungen im sozialen Leben. Diese Störung sollte erst im Erwachsenenalter diagnostiziert werden, da die Voraussetzung einer Persönlichkeitsänderung eine abgeschlossene prämorbide Persönlichkeitsentwicklung ist. Aus diesem Grund wird diese Diagnose hier nicht weiter diskutiert.

Kasten 1: Diagnosen in Zusammenhang mit einem traumatischen Ereignis

DSM-IV-TR
– Akute Belastungsstörung (308.3) – Posttraumatische Belastungsstörung (309.81)
ICD-10
– Akute Belastungsreaktion (F43.0) – Posttraumatische Belastungsstörung (F43.1) – Andauernde Persönlichkeitsveränderung nach Extrembelastung (F62.0)

Tabelle 1 zeigt allgemeine Symptome sowie Besonderheiten bei Kindern und Jugendlichen. Das Kind leidet unter belastenden Erinnerungen an das Trauma oder unter Albträumen. Es spielt die traumatische Situation möglicherweise immer und immer wieder durch. Auf die Konfrontation mit Situationen oder Dingen, die an das Trauma erinnern, reagiert das unter PTB leidende Kind mit körperlichen Symptomen der Erregung, anklammerndem, regressivem oder aggressivem Verhalten. Ein traumatisiertes Kind erlebt die Welt als sehr gefährlich. Auch somatoforme Symptome wie Bauch- oder Kopfschmerzen können auftreten, eine erhöhte Infektanfälligkeit ist möglich. Das Kind hat möglicherweise Angst vor der Dunkelheit, Monstern oder dem Alleinsein. Trennungsangst in der Folge einer Traumatisierung ist bei Kindern häufig.

Kinder und Jugendliche reagieren teilweise anders als Erwachsene

Das Kind zeigt ein deutlich vermindertes Interesse an Dingen, die vor der Traumatisierung von Bedeutung waren, oder eine verringerte emotionale Ansprechbarkeit. Konzentrationsprobleme, übermäßige Wachsamkeit und Schreckhaftigkeit sowie Schwierigkeiten, ein- oder durchzuschlafen treten auf. Auch plötzliches und neu auftretendes aggressives Verhalten, neu auftretende Ängste und Trennungsangst werden beobachtet und können insbesondere bei Vorschulkindern Hinweise auf eine PTB geben (Scheeringa et al., 2003). Selbstschädigendes Verhalten wie z. B. Drogenmissbrauch oder auch selbstverletzendes Verhalten kann im Sinne einer Selbstmedikation bzw. im Sinne eines Spannungsabbaus ähnlich wie bei der Borderline-Persönlichkeitsstörung auftreten. Möglicherweise erlebt das Kind eine verkürzte Zukunftsperspektive („Ich werde sowieso nie die Schule beenden, nie heiraten, nie Kinder bekommen …" etc.) und es fühlt sich in unangemessener Weise schuldig an den traumatischen Geschehnissen. Die posttraumatische Symptomatik führt zu erheblichen Beeinträchtigungen in Sozialkontakten, Familie oder Schule. Oft sind sekundäre und andauernde Stressoren mit dem traumatischen Ereignis verbunden (wie der Verlust von Angehörigen, schmerzhafte medizinische Behandlungen, körperliche Entstellung, Umzug und Verlust der vertrauten Umgebung).

Tabelle 1: Symptome der PTB gemäß DSM-IV-TR, wie sie typischerweise bei Kindern und Jugendlichen auftreten können

	Allgemeine Symptome der PTB	**Typische Symptome für Kinder und Jugendliche**
Symptome des Wiedererlebens	Belastendes Wiedererleben des traumatischen Geschehens im Wachen oder Schlafen (Intrusionen)	Wiederholtes und wenig lustbetontes Nachspielen der traumatischen Situation (APA, 2003) Albträume können unspezifischer sein (Monster, diffuse Bedrohung etc.)
	Flashbacks (subjektiver Eindruck, das Trauma aktuell wieder zu durchleben)	Bei Kindern recht selten (McNally, 1991), möglicherweise auch schwer erfragbar
	Belastung bei Konfrontation mit Dingen, die an das Trauma erinnern	Kann sich äußern in anklammerndem oder auffällig aggressivem Verhalten, Angst vor der Dunkelheit oder dem Alleinsein, Bauch- oder Kopfschmerzen
Symptome der Vermeidung traumabezogener Reize	Vermeidung von Situationen, die an das Trauma erinnern	Bei Kindern wahrscheinlich seltener als bei Jugendlichen und Erwachsenen (Mirza et al., 1998, Scheeringa et al., 2006)
Symptome der emotionalen Taubheit	Deutlich vermindertes Interesse an Dingen, die vor der Traumatisierung von Bedeutung waren	
	Gefühl der Entfremdung von anderen und der Emotionslosigkeit	Bei Kindern wahrscheinlich seltener als bei Jugendlichen und Erwachsenen (Mirza et al., 1998)
		Automutilation kann auftreten selbstverletzendes Verhalten
	Wahrnehmung einer verkürzten Zukunft	Kein Glaube mehr daran, jemals erwachsen zu werden, die Schule zu beenden etc. (APA, 2003), übermäßige Besorgnis, Familienmitgliedern oder Freunden könne etwas zustoßen

	Allgemeine Symptome der PTB	Typische Symptome für Kinder und Jugendliche
Symptome erhöhter autonomer Erregung	Übermäßige Wachsamkeit und Schreckhaftigkeit	Auch bei Kindern und Jugendlichen häufig
	Erhöhte Reizbarkeit und Aggressivität	Auch bei Kindern und Jugendlichen häufig
	Schwierigkeiten, ein- oder durchzuschlafen	Auch bei Kindern und Jugendlichen häufig
	Konzentrations- und Gedächtnisprobleme	Prätraumatisch bestehende Leistungsstörungen werden verstärkt, Schulleistungen sinken (Yule & Udwin, 1991)
Diskutierte alternative Kriterien bei Vorschulkindern (vergleiche auch Scheeringa et al., 2003)		Neue und plötzlich auftretende Trennungsangst
		Neue und plötzlich auftretende aggressive Verhaltensweisen
		Neue und plötzlich auftretende Ängste, die möglicherweise keine direkten inhaltlichen Verbindungen mit dem Trauma haben (z. B. altersinadäquate Dunkelangst)
		Verlust von prätraumatisch schon erworbenen Fähigkeiten (z. B. lesen oder schreiben), regressives Verhalten (z. B. Daumenlutschen, sekundäre Enuresis oder Enkopresis)

1.2 Diagnosekriterien der Traumafolgestörungen nach ICD-10 und DSM-IV

In den nun folgenden Kasten 2 und Kasten 3 werden die Kriterien nach DSM-IV-TR und ICD-10 dargestellt.

Kasten 2: Diagnostische Kriterien der PTB nach DSM-IV-TR (APA, 2003, S. 520 f.)

Kriterien nach DSM-IV-TR

A. *Die Person wurde mit einem traumatischen Ereignis konfrontiert, bei dem die beiden folgenden Kriterien vorhanden waren:*

(1) die Person erlebte, beobachtete oder war mit einem oder mehreren Ereignissen konfrontiert, die tatsächlichen oder drohenden Tod oder ernsthafte Verletzung oder eine Gefahr der körperlichen Unversehrtheit der eigenen Person oder anderer Personen beinhalteten.

(2) Die Reaktion der Person umfasste intensive Furcht, Hilflosigkeit oder Entsetzen.

Beachte: Bei Kindern kann sich dies auch durch aufgelöstes und agitiertes Verhalten äußern.

B. Das traumatische Ereignis wird beharrlich auf mindestens eine der folgenden Weisen wiedererlebt:
(1) wiederkehrende und eindringliche belastende Erinnerungen an das Ereignis, die Bilder, Gedanken oder Wahrnehmungen umfassen können.

Beachte: Bei kleinen Kindern können Spiele auftreten, in denen wiederholt Themen oder Aspekte des Traumas ausgedrückt werden.

(2) Wiederkehrende, belastende Träume von dem Ereignis.

Beachte: Bei Kindern können stark beängstigende Träume ohne wiedererkennbaren Inhalt auftreten,

(3) Handeln oder Fühlen, als ob das traumatische Ereignis wiederkehrt (beinhaltet das Gefühl, das Ereignis wiederzuerleben, Illusionen, Halluzinationen und dissoziative Flashback-Episoden, einschließlich solcher, die beim Aufwachen oder bei Intoxikationen auftreten).

Beachte: Bei kleinen Kindern kann eine traumaspezifische Neuinszenierung auftreten.

(4) Intensive psychische Belastung bei der Konfrontation mit internalen oder externalen Hinweisreizen, die einen Aspekt des traumatischen Ereignisses symbolisieren oder an Aspekte desselben erinnern.
(5) Körperliche Reaktionen bei der Konfrontation mit internalen oder externalen Hinweisreizen, die einen Aspekt des traumatischen Ereignisses symbolisieren oder an Aspekte desselben erinnern.

C. Anhaltende Vermeidung von Reizen, die mit dem Trauma verbunden sind, oder eine Abflachung der allgemeinen Reagibilität (vor dem Trauma nicht vorhanden). Mindestens drei der folgenden Symptome liegen vor:
(1) bewusstes Vermeiden von Gedanken, Gefühlen oder Gesprächen, die mit dem Trauma in Verbindung stehen,
(2) bewusstes Vermeiden von Aktivitäten, Orten oder Menschen, die Erinnerungen an das Trauma wachrufen,
(3) Unfähigkeit einen wichtigen Aspekt des Traumas zu erinnern,
(4) deutlich vermindertes Interesse oder verminderte Teilnahme an wichtigen Aktivitäten,
(5) Gefühl der Losgelöstheit oder Entfremdung von anderen,
(6) eingeschränkte Bandbreite des Affekts (z. B. die Unfähigkeit, zärtliche Gefühle zu empfinden),
(7) Gefühl einer eingeschränkten Zukunft (z. B. erwartet nicht, Karriere, Ehe, Kinder oder ein normal langes Leben zu haben).

D. Anhaltende Symptome erhöhten Arousals (vor dem Trauma nicht vorhanden). Mindestens zwei der folgenden Symptome liegen vor:
(1) Schwierigkeiten, ein- oder durchzuschlafen,
(2) Reizbarkeit oder Wutausbrüche,
(3) Konzentrationsschwierigkeiten,
(4) übermäßige Wachsamkeit (Hypervigilanz),
(5) übertriebene Schreckreaktionen.

E. Das Störungsbild (Symptome unter Kriterium B, C und D) dauert länger als 1 Monat.

F. Das Störungsbild verursacht in klinisch bedeutsamer Weise Leiden oder Beeinträchtigungen in sozialen, beruflichen oder anderen wichtigen Funktionsbereichen.

Bestimme, ob:
Akut: Wenn die Symptome weniger als 3 Monate andauern.
Chronisch: Wenn die Symptome mehr als 3 Monate andauern.
Bestimme, ob:
Mit verzögertem Beginn: Wenn der Beginn der Symptome mindestens 6 Monate nach den Belastungsfaktoren liegt.

Kasten 3: Diagnostische Forschungs-Kriterien einer PTB nach ICD-10 (WHO, 1997, S. 124 f.)

Kriterien nach ICD-10

A. Die Betroffenen sind einem kurz- oder langanhaltenden Ereignis oder Geschehen von außergewöhnlicher Bedrohung oder mit katastrophalem Ausmaß ausgesetzt, das nahezu bei jedem tiefgreifende Verzweiflung auslösen würde.

B. Anhaltende Erinnerungen oder Wiedererleben der Belastung durch aufdringliche Nachhallerinnerungen (Flash-backs), lebendige Erinnerungen, sich wiederholende Träume oder durch innere Bedrängnis in Situationen, die der Belastung ähneln oder mit ihr in Zusammenhang stehen.

C. Umstände, die der Belastung ähneln oder mit ihr im Zusammenhang stehen, werden tatsächlich oder möglichst vermieden. Dieses Verhalten bestand nicht vor dem belastenden Erlebnis.

D. Entweder 1. oder 2.

1. Teilweise oder vollständige Unfähigkeit, einige wichtige Aspekte der Belastung zu erinnern.
2. Anhaltende Symptome einer erhöhten psychischen Sensitivität und Erregung (nicht vorhanden vor der Belastung) mit zwei der folgenden Merkmale:
   a. Ein- und Durchschlafstörungen
   b. Reizbarkeit oder Wutausbrüche
   c. Konzentrationsschwierigkeiten
   d. Hypervigilanz
   e. erhöhte Schreckhaftigkeit.

E. Die Kriterien B., C. und D. treten innerhalb von sechs Monaten nach dem Belastungsereignis oder nach Ende einer Belastungsperiode auf. (In einigen speziellen Fällen kann ein späterer Beginn berücksichtigt werden, dies sollte aber gesondert angegeben werden).

Übereinstimmung zwischen ICD-10 und DSM-IV-TR gering

Obwohl sich die Konzeption der PTB nach DSM-IV-TR und ICD-10 wenig unterscheidet, wurden doch die konkreten Kriterien so unterschiedlich formuliert, dass sich große Unterschiede in der Vergabe der Diagnosen finden lassen. Leider liegen zum direkten Vergleich keine Untersuchungen bei Kindern und Jugendlichen vor. Für die Erwachsenen liegt die Übereinstimmung zwischen den DSM-IV-Diagnosen und den Diagnosen nach den ICD-10-Forschungskriterien bei etwa 75 % (Rosner & Powell, 2007). In einer australischen Studie liegen sie sogar für den Prozentsatz positiver Übereinstimmung nur bei 35 % (Andrews et al., 1999). Da die ICD-Forschungskriterien deutlich klarer formuliert sind als die klinischen Kriterien, ist beim Vergleich mit letzteren eine noch schlechtere Konkordanz zu erwarten. Tabelle 2 zeigt die Symptome der PTB nach DSM-IV-TR und ICD 10 im Vergleich.

Da die Diskussion bezüglich der Diagnosekriterien in einigen spezifischen Arbeitsgebieten der Psychotraumatologie (wie etwa bei der Arbeit mit Flüchtlingskindern) heftig geführt wird, und für die Betroffenen in sozialversicherungsrechtlichen oder ausländerrechtlichen Fragen sehr wichtig sein kann, wird im Folgenden nochmals auf die wichtigsten Vor- und Nachteile der Kriterien eingegangen. Die größten Kritikpunkte an der ICD sind die mangelnde Operationalisierung der Kriterien,

Tabelle 2: Diagnostische Kriterien der PTB nach DSM-IV-TR und ICD-10

Vergleich der diagnostischen Kriterien

Kriterien zu	DSM-IV-TR (APA, 2003)	ICD-10 (WHO, 1997)
Traumatisierung	– A1-Kriterium: Ereignis, das schwere körperliche Verletzung, tatsächlichen oder möglichen Tod oder eine Bedrohung der physischen Integrität der eigenen Person oder anderer Personen beinhaltet – A2-Kriterium: Reaktion mit intensiver Furcht, Hilflosigkeit oder Entsetzen (bei Kindern desorganisiertes oder agitiertes Verhalten)	– Belastendes Ereignis oder eine Situation außergewöhnlicher Bedrohung oder katastrophenartigen Ausmaßes – Bedingung ist, dass das Ereignis bei fast jedem eine tiefe Verstörung hervorrufen würde
Hinreichende Symptome	– Vorliegen von Symptomen aus den Bereichen – B-Kriterium: Intrusion (Erwachsene mind. 1; Kinder mind. 1) – C-Kriterium: Vermeidung/emot. Taubheit (Erw. mind. 3; Kinder mind. 1) – D-Kriterium: Autonome Übererregung (Erw. mind. 2; Kinder mind. 1)	– Wiederholte, unausweichliche Erinnerungen oder Wiederinszenierung des Ereignisses in Gedächtnis, Tagträumen oder Träumen in Zusammenhang mit einem traumatischen Ereignis
Beginn der Störung	– Keine Beschränkung – Spezifikation des verzögerten Beginns, wenn die Symptomatik ab 6 Monate nach dem Trauma einsetzt	– Innerhalb von 6 Monaten nach dem Trauma
Dauer der Störung	– E-Kriterium: mindestens 4 Wochen	– Keine Angaben
Beeinträchtigung durch die Störung	– F-Kriterium: durch Symptomatik bedingte klinisch bedeutsame Beeinträchtigung in wichtigen Lebensbereichen	– Keine Angaben

Auswirkungen der unterschiedlichen Kriterien für die Diagnosestellung bei Kindern und Jugendlichen

das Fehlen einer Mindestdauer der Symptomatik und eine Vernachlässigung des Beeinträchtigungskriteriums. Da nach ICD-10 lediglich das Vorliegen von Intrusionen nach einem traumatischen Ereignis als hinreichendes Symptom zur Vergabe der Diagnose nötig ist, kommt es zu einem Überdiagnostizieren der Störung. Die DSM-IV-Kriterien hingegen führen gerade im Kindesalter zu einer massiven Unterschätzung der tatsächlichen Symptomatik, so dass, bis weitere Studien vorliegen, auf die Empfehlungen von Scheeringa et al. (2003, 2005, 2006) zurückgegriffen werden sollte (vgl. Leitlinie 2). Insbesondere im Vorschulbereich sollten die DSM-IV-Kriterien nicht angewendet werden und in der Altersgruppe bis etwa zehn Jahre nur eingeschränkt.

Wichtig ist, dass das DSM-IV-TR altersunangemessene sexuelle Handlungen auf jeden Fall als Trauma wertet, auch wenn sie vom Kind nicht als mit Furcht, Entsetzen oder Hilflosigkeit verbunden erlebt wurden. Ist nach einer Traumatisierung die korrekte Anzahl von Symptomen z. B. bei der DSM-IV-Diagnose nicht erfüllt, so kann die Diagnose einer subklinischen PTB bzw. einer Anpassungsstörung vergeben werden. Bisweilen kommt es in der Folge eines Traumas auch lediglich zur Ausbildung einer spezifischen, auf die traumatischen Ereignisse bezogenen Phobie.

Merke:

Die Symptome der PTB im Kindes- und Jugendalter unterscheiden sich von den bei Erwachsenen beschriebenen. Die Verwendung der modifizierten DSM-Kriterien wird empfohlen, da sie weit besser operationalisiert sind als die des ICD-10 und konservativer bei der Vergabe der Diagnose.

Innerhalb der Gruppe der Traumafolgestörungen wird nach akuten und eher chronischen Formen unterschieden. Um einer frühzeitigen Pathologisierung entgegen zu wirken, wurden die Diagnosen für die akute Belastungsstörung (ABS; DSM-IV-TR) und entsprechend in der ICD-10 die akute Belastungsreaktion (ABR; ICD-10) geschaffen (vgl. auch M01 in Kapitel 4). Kasten 4 enthält die DSM-IV-TR-Kriterien, Kasten 5 die Kriterien nach ICD-10.

Kasten 4: Diagnostische Kriterien der Akuten Belastungsstörung nach DSM-IV-TR (APA, 2003, S. 524 f.)

Kriterien einer Akuten Belastungsstörung nach DSM-IV-TR

A. Die Person wurde mit einem traumatischen Ereignis konfrontiert, bei dem die beiden folgenden Kriterien vorhanden waren:
   (1) Die Person erlebte, beobachtete oder war mit einem oder mehreren Ereignissen konfrontiert, die tatsächlichen oder drohenden Tod oder ernsthafte Verletzung oder eine Gefahr der körperlichen Unversehrtheit der eigenen Person oder anderer Personen beinhalteten.
   (2) Die Reaktion der Person umfasste intensive Furcht, Hilflosigkeit oder Entsetzen.

B. Entweder während oder nach dem extrem belastenden Ereignis zeigte die Person mindestens drei der folgenden dissoziativen Symptome:
   (1) subjektives Gefühl von emotionaler Taubheit, von Losgelöstsein oder Fehlen emotionaler Reaktionsfähigkeit,
   (2) Beeinträchtigung der bewussten Wahrnehmung der Umwelt (z. B. „wie betäubt sein"),
   (3) Derealisationserleben,
   (4) Depersonalisationserleben,
   (5) dissoziative Amnesie (z. B. Unfähigkeit, sich an einen wichtigen Aspekt des Traumas zu erinnern).

C. Das traumatische Ereignis wird ständig auf mindestens eine der folgenden Arten wiedererlebt: wiederkehrende Bilder, Gedanken, Träume, Illusionen, Flashback-Episoden, oder das Gefühl, das Trauma wiederzuerleben oder starkes Leiden bei Reizen, die an das Trauma erinnern.

D. Deutliche Vermeidung von Reizen, die an das Trauma erinnern (z. B. Gedanken, Gefühle, Gespräche, Aktivitäten, Orte oder Personen).

E. Deutliche Symptome von Angst oder erhöhtem Arousal (z. B. Schlafstörungen, Reizbarkeit, Konzentrationsschwierigkeiten, Hypervigilanz, übertriebene Schreckreaktion, motorische Unruhe).

F. Die Störung verursacht in klinisch bedeutsamer Weise Leiden oder Beeinträchtigungen in sozialen, beruflichen oder anderen wichtigen Funktionsbereichen oder beeinträchtigt die Fähigkeit einer Person, notwendige Aufgaben zu bewältigen, z. B. notwendige Unterstützung zu erhalten oder zwischenmenschliche Ressourcen zu erschließen, indem Familienmitgliedern über das Trauma berichtet wird.

G. Die Störung dauert mindestens 2 Tage und höchstens 4 Wochen und tritt innerhalb von 4 Wochen nach dem traumatischen Ereignis auf.

H. Das Störungsbild geht nicht auf die direkte körperliche Wirkung einer Substanz (z. B. Droge, Medikament) oder eines medizinischen Krankheitsfaktors zurück, wird nicht besser durch eine kurze psychotische Störung erklärt und beschränkt sich nicht auf die Verschlechterung einer bereits vorher bestehenden Achse I- oder Achse II-Störung.

Ähnlich wie bei der PTB bezieht sich auch bei den akuten Folgen eines traumatischen Ereignisses fast die gesamte Forschung auf die Kriterien nach DSM-IV. Da sich die Kriterien für die akute Belastungsreaktion nach ICD-10 deutlich vom DSM-IV Konzept unterscheiden, kann wenig über Prädiktoren, Pathogenese und Behandlung einer Störung einer ABR nach ICD-10 gesagt werden.

Kasten 5: Diagnostische Kriterien des ICD-10 für F43.0 Akute Belastungsreaktion

Kriterien einer Akuten Belastungsstörung nach ICD-10

Eine vorübergehende Störung von beträchtlichem Schweregrad, die sich bei einem psychisch nicht manifest gestörten Menschen als Reaktion auf eine außergewöhnliche körperliche oder seelische Belastung entwickelt, und im Allgemeinen innerhalb von Stunden oder Tagen abklingt. Das auslösende Ereignis kann ein überwältigendes traumatisches Erlebnis mit einer ernsthaften Bedrohung für die Sicherheit oder körperliche Unversehrtheit des Patienten oder einer geliebten Person (Personen) sein (z. B. Naturkatastrophe, Unfall, Krieg, Verbrechen, Vergewaltigung) oder eine ungewöhnlich plötzliche und bedrohliche Veränderung der sozialen Stellung und/oder des Beziehungsnetzes des Betroffenen wie etwa Verluste durch mehrere Todesfälle, einen Brand oder ähnliches. Das Risiko, diese Störung zu entwickeln, ist bei gleichzeitiger körperlicher Erschöpfung, oder wenn organische Beeinträchtigungen z. B. bei Älteren vorliegen, erhöht. Die individuelle Vulnerabilität und die zur Verfügung stehenden Bewältigungsmechanismen (Coping-Strategien) spielen beim Auftreten und Schweregrad der akuten Belastungsreaktion eine Rolle. Dies wird daran deutlich, dass nicht alle Personen, die eine außergewöhnliche Belastung erleben auch eine Störung entwickeln. Die Symptome sind sehr verschieden, doch typischerweise beginnen sie mit einer Art von „Betäubung", einer gewissen Bewusstseinseinengung und eingeschränkter Aufmerksamkeit, einer Unfähigkeit Reize zu verarbeiten und Desorientiertheit. Diesem Zustand kann ein weiteres Sichzurückziehen aus der aktuellen Situation folgen (bis hin zu dissoziativen Stupor, siehe F44.2) oder aber ein Unruhezustand und Überaktivität wie Fluchtreaktion oder Fugue. Meist treten vegetative Zeichen panischer Angst wie Tachykardie, Schwitzen und Erröten auf. Die Symptome erscheinen im allgemeinen innerhalb von Minuten nach dem belastenden Ereignis und gehen innerhalb von 2 oder 3 Tagen, oft innerhalb von Stunden zurück. Es kann eine teilweise oder vollständige Amnesie (siehe F44.0) für diese Episode vorliegen.

Diagnostische Leitlinien
Es muss ein unmittelbarer und klarer zeitlicher Zusammenhang zwischen einer ungewöhnlichen Belastung und dem Beginn der Symptome vorliegen. Die Reaktion beginnt innerhalb weniger Minuten, wenn nicht sofort. 1. Es tritt ein gemischtes und gewöhnlich wechselndes Bild auf; nach dem anfänglichen Zustand von „Betäubung" werden Depression, Angst, Verzweiflung, Überaktivität und Rückzug beobachtet. Kein Symptom ist längere Zeit vorherrschend. 2. Die Symptome sind rasch rückläufig, längstens innerhalb von wenigen Stunden, wenn eine Entfernung aus der belastenden Umgebung möglich ist. In den Fällen, in denen die Belastung weiter besteht, oder in denen sie naturgemäß nicht reversibel ist, beginnen die Symptome in der Regel nach 24 bis 48 Stunden abzuklingen und sind gewöhnlich nach 3 Tagen nur noch minimal vorhanden. Diese Diagnose soll nicht zur Beschreibung einer plötzlichen Verschlechterung der Symptomatik von bereits bestehenden Symptomen verwendet werden, welche die Kriterien anderer psychiatrischer Störungen erfüllen, außer solcher aus dem Kapitel F60 (Persönlichkeitsstörungen). Eine Vorgeschichte mit früheren psychiatrischen Erkrankungen spricht jedoch nicht gegen diese Diagnose.
Dazugehörige Begriffe
– Akute Krisenreaktion – Kriegsneurose (combat fatigue) – Krisenzustand – psychischer Schock

Wie in Tabelle 3 deutlich wird unterscheiden sich die Kriterien beträchtlich.

Tabelle 3: Diagnostische Kriterien der akuten Belastungssyndrome nach DSM-IV-TR und ICD-10

Vergleich der Kriterien zu akuten Belastungssyndromen

Kriterien zu	DSM-IV-TR (APA, 2003)	ICD-10 (WHO, 1997)
Traumatisierung	– Wie bei PTB: Ereignis, das schwere körperliche Verletzung, tatsächlichen oder möglichen Tod oder eine Bedrohung der physischen Integrität der eigenen Person oder anderer Personen beinhaltet – Subjektive Reaktion mit intensiver Furcht, Hilflosigkeit oder Entsetzen	Außergewöhnliche seelische oder körperliche Belastung, Auslöser: – Überwältigendes traumatisches Erlebnis mit ernsthafter Bedrohung für Sicherheit oder körperliche Unversehrtheit des Patienten oder einer geliebten Person *oder* – Ungewöhnlich plötzlich oder bedrohliche Veränderung der sozialen Stellung und/oder des Beziehungsnetzes
Hinreichenden Symptomen	Vorliegen von Symptomen aus den Bereichen – Dissoziation (mind. 3) – Intrusion (mind. 1) – Erkennbar Vermeidung/emotionale Taubheit – Erkennbar autonome Übererregung/Angst	– Anfänglich Betäubung, dann Depression, Angst, Ärger, Verzweiflung, Überaktivität, Rückzug – Unmittelbarer und klarer zeitlicher Zusammenhang zwischen Auslöser und Symptombeginn

Kriterien zu	DSM-IV-TR (APA, 2003)	ICD-10 (WHO, 1997)
Beginn der Störung	– Innerhalb von 4 Wochen nach Trauma	– Innerhalb von Minuten nach dem belastenden Ereignis
Dauer der Störung	– Mind. 2 Tage, höchstens 4 Wochen	– Klingt innerhalb von Stunden oder Tagen ab
Beeinträchtigung durch die Störung	– Klinisch bedeutsame Beeinträchtigung in wichtigen Lebensbereichen oder in der Fähigkeit, wichtige Aufgaben zu verrichten	– Keine Angaben
Ausschluss-kriterien	– Nicht direkte physiologische Effekte einer Substanz oder eine generelle medizinische Kondition, wird nicht besser beschrieben als kurze psychotische Episode und ist nicht lediglich eine Verschlimmerung einer schon vorher existierenden Störung der Achsen I oder II	– Nicht plötzliche Verschlechterung von prätraumatisch bestehenden Symptomen

Daten zur Überschneidung der beiden Konzepte bei Kindern liegen nicht vor. Im DSM-IV-Konzept nehmen Dissoziationssymptome eine zentrale Stelle ein.

Merke:

Bereits kurz nach dem Trauma kann eine akute Belastungsstörung auftreten, welche sich in den typischen PTB-Symptomen und dissoziativen Symptomen äußert.

Die meisten Untersuchungen liegen für sogenannte einfache Traumatisierungen vor, bzw. die untersuchten Stichproben bestehen entweder aus „einmalig" traumatisierten Personen oder Stichproben in denen einmalig traumatisierte und „mehrfach und komplex" traumatisierte Personen gemischt wurden. Allerdings mehren sich die Hinweise, dass langdauernde und wiederholte Traumatisierungen, die durch eine Person aus dem Nahbereich des Kindes verursacht wurden (wie bei sexuellen und physischen Missbrauch und/oder Vernachlässigung), eine Symptomatik verursachen können, die über die oben formulierten Symptome hinausgeht. Aktuell wird diese unter dem Begriff der Komplexen Traumafolgestörung (Cook, Blaustein, Spinazzola & van der Kolk, 2003; van der Kolk, 2005) diskutiert und wird möglicherweise je nach Datenlage Eingang in die nächsten Versionen von DSM und ICD finden.

1.3 Prävalenz traumatischer Ereignisse und der PTB

Unterschiedliche Prävalenzen in Abhängigkeit von Umgebungsbedingungen

Die Wahrscheinlichkeit, bereits als Kind oder Jugendlicher ein potenziell traumatisierendes Ereignis zu erleben, ist regional unterschiedlich, was sich unmittelbar auf die jeweiligen Prävalenzen der PTB niederschlägt. In Regionen mit häufigen Naturkatastrophen und Regionen mit sozialen Konflikten (sei es durch Kriege oder hohes Gewaltpotenzial auf den Straßen und in den Familien) ist das Risiko für das Erleben eines traumatischen Ereignisses und die Entwicklung einer PTB naturgemäß höher. Dies ist in Ansätzen auch in Tabelle 4 zu erkennen, in der die Ergebnisse der wenigen repräsentativen Studien zusammengefasst sind. Die Wahrscheinlichkeit, ein traumatisches Ereignis zu erleben ist in den USA höher als in Deutschland. Allerdings verwendeten die Studien auch eine unterschiedliche Methodik und leicht unterschiedliche Kriterien zur Bewertung eines Ereignisses als traumatisch, so dass sich die hohen Expositionsraten auch damit erklären lassen. So wertete etwa die dänische Studie (Elklit, 2002) auch eine Scheidung als mögliches traumatisches Ereignis. Entsprechend der höheren Exposition ergeben sich dann auch höhere Lebenszeitprävalenzen.

Alle Studien berücksichtigten nur Jugendliche und basieren auf den strengeren DSM-Kriterien, bei einer Anwendung der ICD-Kriterien lägen die gefundenen Prävalenzen höher. Bei Erwachsenen ergibt sich beim Vergleich von ICD-10-Forschungskriterien mit den DSM-IV-Kriterien üblicherweise eine Verdoppelung der Häufigkeiten (Rosner & Powell, 2007).

Tabelle 4: Lebenszeitprävalenzen einer PTB bei Jugendlichen und jungen Erwachsenen in repräsentativen Stichproben

Studie und Land	Alter	Wahrscheinlichkeit ein traumatisches Ereignis zu erleben	PTB-Risiko bei Ereignis	Lebenszeit-prävalenz PTB
Giaconia et al. (1995) USA	17,9	43 % (kein Geschlechtsunterschied)	14,5 %	6,3 % 2,1 % männlich 10,5 % weiblich
Elklit (2002) Dänemark	13–15	87 % weiblich 78 % männlich	12,1 %	9 % 5,6 % männlich 12,3 % weiblich
Perkonigg et al. (2000) Deutschland	14–24	15,5 % weiblich 18,6 % männlich	7,8 % gesamt 14,5 % weiblich 2,2 % männlich	1,3 % gesamt 0,4 % männlich 2,2 % weiblich
Essau et al. (1999) Deutschland	12–17	18,4 % weiblich 28,5 % männlich	7,3 %	1,6 % gesamt 1,8 % weiblich 1,4 % männlich

Während Männer häufiger traumatische Ereignisse erleben, entwickeln Frauen häufiger eine PTB in der Folge eines Ereignisses (für eine Übersicht siehe Gavranidou & Rosner, 2003). Für Jugendliche (vgl. Tabelle 4) berichten drei der vier Studien, dass Mädchen häufiger eine PTB in der Folge eines Ereignisses entwickeln. Die Wahrscheinlichkeit, nach einer Traumatisierung eine PTB zu entwickeln, ist abhängig von der Art des Ereignisses. Sexueller Missbrauch, Vergewaltigung, Kindesvernachlässigung, körperliche Misshandlung und Suizidversuche sind am stärksten mit traumatischen Belastungssymptomen verbunden. Eine relativ geringe Wahrscheinlichkeit, Belastungssymptome zu entwickeln, zeigt sich nach Unfällen, körperlichen Angriffen, Scheidung oder Todesfällen in der Familie (Elklit, 2002). Das Erleben sexueller Gewalt birgt generell ein gegenüber anderen Formen der Traumatisierung 6- bis 7-fach höheres PTB-Risiko: 80 % bzw. 50 % aller betroffenen älteren Jugendlichen oder jungen Erwachsenen erkrankten nach dem Erleben sexueller Gewalt an PTB (Breslau et al., 1991; Giaconia et al., 1995). Auch in einer prospektiven Studie an einer repräsentativen amerikanischen Stichprobe von 1433 Kindern im Alter zwischen 11 und 17 Jahren konnten Boney-McCoy und Finkelhor (1996) die besonders schwerwiegenden Folgen sexueller Gewalt replizieren. Besonders maligne Auswirkungen hat dabei sexuelle Gewalt durch eine vertraute Person (vgl. King et al., 2003).

Jungen erleben mehr Ereignisse; Mädchen entwickeln häufiger eine PTB

Sexualisierte Gewalt führt besonders häufig zu PTB

In nicht repräsentativen Studien z. B. mit kriegstraumatisierten Kindern und Kindern nach physischem Missbrauch finden sich dementsprechend höhere Raten von PTB, nämlich zwischen 25 bis 75 % und für Opfer sexualisierter Gewalt werden Raten bis zu 90 % berichtet (Salmon & Bryant, 2002). Unter psychiatrischen stationären adoleszenten Patienten scheinen traumatische Ereignisse besonders häufig zu sein: So fanden Lipschitz, Winegar, Hartnick, Foote und Southwick (1999), dass von 74 in einer psychiatrischen Klinik hospitalisierten Jugendlichen 93 % zumindest ein traumatisches Ereignis berichteten. 32 % erfüllten die Kriterien einer PTB nach DSM-III-R. Herpertz-Dahlmann und Kollegen (2005) berichten, dass von 104 Kindern und Jugendlichen, die in einer spezialisierten Traumaambulanz in Aachen vorgestellt wurden, 22 % unter einer PTB litten und bei 17 % eine subklinische Form einer PTB vorlag.

Wie bereits erwähnt fehlen repräsentative Studien zur Prävalenz der ABS und auch der PTB bei Kindern unter 12 Jahren. Hinweise auf Häufigkeiten finden sich aber in den Studien von Scheeringa et al. (2006) an ursprünglich hospitalisierten Kindern und Jugendlichen von 0 und 18 Jahren, die zwei Monate nach dem Krankenhausaufenthalt untersucht wurden. Bei der Verwendung der Erwachsenen-Kriterien erfüllten 4,8 % der Kinder unter 6 Jahren die Kriterien, und in den Gruppen von 7 bis 11 Jahren 9,1 % und in der Gruppe zwischen 12 bis 18 Jahren 3,4 %. Die

Prävalenzen für jüngere Kinder unklar, aber vermutlich höher als berichtet

Verwendung alternativer Kriterien (je ein Intrusions-, Übererregungs- und Vermeidungssymptom), wie sie von Scheeringa et al. (2006) für Kinder vorgeschlagen werden, führen dann zu Prävalenzraten in den jeweiligen Altersgruppen von 14 %, 18 % und 24 %.

Im Vergleich zu anderen psychischen Störungen ist die PTB also eher häufig. Neuere deutsche epidemiologische Zahlen liegen für Depressionen (5,4 %), Angststörungen insgesamt (10 %), ADHS (2,2 %) und Störungen des Sozialverhaltens (7,6 %) vor (Ravens-Sieberer, Wille, Bettge & Erhard, 2007). Leider wurde in dieser Studie nicht spezifisch nach PTB gefragt, so dass ein direkter Vergleich nicht möglich ist. Unter der Annahme, dass die Kriterien für PTB in Kindheit und Jugend „zu streng" sind, und damit die reale Häufigkeit etwas höher ist als z. B. in der Studie von Essau et al. (1999) berichtet, scheint PTB ungefähr so häufig wie ADHS zu sein.

1.4 Verlauf

PTB hat hohes Chronifizierungsrisiko

Noch liegen zum Verlauf bei Kindern nur wenige Langzeitstudien vor. Yule und Kollegen (Yule et al., 1992, 2000) berichten etwa, dass ein Jahr nach einem Schiffsunglück ca. 50 % und fünf bis sieben Jahre danach immer noch 15 % der Untersuchten eine PTB aufwiesen. Im Mittel begann die Störung bei einer Stichprobe von 18-Jährigen mit 16 Jahren (Giaconia et al., 1995), bei einem Drittel der Jugendlichen mit aktueller PTB schon vor dem 14. Lebensjahr. 12 % der Jugendlichen hatten schon vor dem Alter von zehn eine Traumatisierung erlebt. Ähnlich wie bei Erwachsenen (Kessler, Sonnega, Bromet et al., 1995) scheint es auch bei älteren Jugendlichen in ca. 50 % der Fälle zu einer Chronifizierung der PTB zu kommen (Giaconia et al., 1995). Es handelt sich bei der PTB also im Jugend- als auch im Erwachsenenalter um eine Störung mit starkem Chronifizierungsrisiko.

Traumatische Ereignisse in der Kindheit erhöhen das Risiko für die Entwicklung vieler Störungen

Aber auch, wenn traumatische Ereignisse keine PTB in der Kindheit hervorrufen, so erhöht sich doch das Risiko für eine PTB im Erwachsenenalter und für andere häufig mit traumatischen Erfahrungen assoziierten Störungen wie Borderline-Persönlichkeitsstörung, somatoforme und dissoziative Störungen (Übersicht bei Butollo & Hagl, 2003). Außerdem sind Zusammenhänge mit einer Reihe anderer physischer und psychischer Probleme und Störungen wie Adipositas, Depression, Suizidversuche und Alkoholabhängigkeit belegt (z. B. Felitti, Anda, Nordenberg et al., 1998). Im Vergleich mit anderen Störungen wie Major Depression und Zwangsstörungen konnte gezeigt werden, dass Erwachsene mit PTB deutlich eingeschränkter in ihrer Lebensqualität und in ihren sozialen Funktionen waren (Malik, Connor, Sutherland et al., 1999).

1.5 Komorbide Störungen

Das Erleben eines traumatischen Ereignisses aktiviert als Prototyp einer „fremden“ bedrohlichen Situation das Bindungsverhalten und damit ein Muster des Schutzsuchens und der Reizvermeidung. Bei jüngeren Kindern aber auch bis zum Teenageralter kann es zu Trennungsangst, dem erneuten oder wieder verstärkten Gebrauch von Übergangsobjekten und anderen Entwicklungsrückschritten wie erneutem Bettnässen, Verweigerung des Alleinschlafens oder auch unspezifischen Belastungssymptomen wie Bauch- oder Kopfschmerzen kommen. In Einzelfällen kann es auch zu Entwicklungsakzelerationen kommen, wie etwa dem plötzlichen sauber werden.

Traumatische Ereignisse sind mit Entwicklungsrückschritten assoziiert

Komorbide tritt eine PTB auf bei Kindern insgesamt mit internalisierenden und externalisierenden Verhaltensproblemen, schlechterer schulischer Leistung, Suizidgedanken und Suizidversuchen, Depression, Drogenmissbrauch, somatoformen Störungen, interpersonellen Schwierigkeiten, anderen Angststörungen sowie Trennungsangst und körperlichen Beschwerden (Essau et al., 1999; Giaconia et al., 1995 bzw. Goenjian et al., 1995). Konkret berichten Essau, Conradt und Petermann (1999) von 23,5 % depressiven Störungen, 29,4 % somatoformen Störungen und 23,5 % Substanzmissbrauch. Perkonigg et al. (2000) finden, dass 87,5 % der an PTB Erkrankten zumindest eine zusätzliche Diagnose hatten und 77,5 % zwei und mehr Diagnosen. Giacona, Reinherz, Silverman et al. (1995) berichten das viermal häufigere Auftreten internalisierender Störungen, das um den Faktor zwölf erhöhte Auftreten externalisierender Störungen und eine verschlechterte Schulleistung.

PTB tritt häufig komorbid auf

Aussagen zur zeitlichen Abfolge der einzelnen Störungen werden nur in wenigen Studien berichtet: Giaconia und Kollegen (1995) fanden retrospektiv, dass 30 % der Jugendlichen mit der Lebenszeitdiagnose PTB im letzten Jahr vor der Befragung an einer Major Depression und 38 % an einer Alkoholabhängigkeit litten. Die Befunde implizieren, dass Drogenmissbrauch sowohl eine Risikovariable für Traumatisierung und Entwicklung einer PTB darstellt als auch infolge einer Traumatisierung als Selbstmedikation auftritt. Eine Major Depression entwickelte sich in einer Längsschnittstudie an kindlichen Erdbebenopfern in der Mehrheit der Fälle (70 %) zeitgleich mit bzw. folgend auf eine PTB (Giaconia et al., 1995). Die PTB wurde als Risikofaktor für das Einsetzen einer sekundären Depression identifiziert (Goenjian et al., 1995). Insgesamt scheint die PTB im Jugendalter eine hohe Komorbidität mit einer Fülle von Störungen aufzuweisen (vgl. Lipschitz, Winegar, Hartnick, Foote & Southwick, 1999). Besonders risikoreich ist natürlich eine komorbide schwere Depression und das damit einhergehende Suizidrisiko. Große und repräsentative epidemiologische Studien zu Komorbiditätsmustern bei Kindern unter zwölf Jahren fehlen bislang noch.

Depression und Substanzmissbrauch sind häufig sekundär zur Entwicklung einer PTB

Besonders wichtig erscheint der Zusammenhang mit körperlichen Erkrankungen: Auch eine erhöhte Inzidenz körperlicher Krankheiten kann sich infolge einer Traumatisierung bzw. komorbide zu einer PTB einstellen. So fanden z. B. Ironson und Kollegen (Ironson et al., 1997) bei (erwachsenen) Opfern eines Hurricans, dass das Ausmaß der PTB-Sypmtomatik negativ mit der Killerzellenzytotoxizität verbunden war und positiv mit der Anzahl weißer Blutkörperchen (vgl. auch Schnurr & Green, 2004).

1.6 Pathogenese: Modelle zu Ätiologie und Verlauf

1.6.1 Risikofaktoren

Risikofaktoren können in prätraumatisch, peritraumatisch und posttraumatisch unterschieden werden

Übersichtsartikel und Metaanalysen zu den Risikofaktoren einer PTB bei Kindern und Erwachsenen ordnen diese in der Regel auf einer fiktiven Zeitachse ein. Prätraumatische Faktoren beschreiben Faktoren mit denen das Individuum in die traumatische Situation hineingeht, peritraumatische Aspekte Eigenschaften des Ereignisses und psychische Vorgänge in dieser Situation und posttraumatische Faktoren Aspekte, die nach der Situation zum Tragen kommen. Diese Einteilung hat sich bewährt und ordnet die Vielzahl von Einzelbefunden, verschleiert aber auch komplexere Zusammenhänge und Wechselwirkungen. Bedacht werden muss dabei, dass das Risiko ein traumatisches Ereignis zu erleben und eine PTB zu entwickeln relativ unabhängig voneinander sein können (siehe die oben erwähnten Geschlechtsunterschiede), aber auch voneinander abhängig sein können, wie etwa bei Jugendlichen mit aggressivem oder dissozialem Verhalten, die neben einem erhöhten Risiko ein Ereignis zu erleben auch in der Verarbeitung des Erlebten beeinträchtigt sein können.

Risikofaktoren einer PTB nach einmaligen traumatischen Ereignissen

In Tabelle 5 findet sich eine Übersicht zu Risikofaktoren bei Kindern und Jugendlichen bezogen auf „einmalige“ traumatische Ereignisse (Naturkatastrophen, Unfälle etc.), basierend auf einer Literaturübersicht von etwa 60 Studien zu Risikofaktoren (Kultalahti & Rosner, 2008). Eine Metaanalyse von Risikofaktoren, wie sie von Brewin und Kollegen (Brewin, Andrews & Valentine, 2000) für Erwachsene vorgelegt wurde, existiert für den Bereich Kinder und Jugendliche nicht, daher wurde versucht, die relative Wichtigkeit der Risikofaktoren zumindest in eine Rangreihe zu bringen. Die Pfeile hinter den einzelnen Faktoren bedeuten bei einem Pfeil, dass mehr als 50 % der Studien, die diesen Faktor untersuchten, einen signifikanten Zusammenhang fanden und bei zwei Pfeilen, dass mehr als 70 % der Studien, die diesen Faktor untersuchten einen signifikanten Zusammenhang berichten. Wie immer bei Prozentangaben, sind diese unterschiedlich aussagekräftig, je nachdem wie groß die Grundgesamtheit der Studien ist, die diese Variable untersuchten.

Tabelle 5: Mögliche Risikofaktoren einer PTB (vgl. Kultalahti & Rosner, 2008; ↑ = 50 % der Studie berichten signifikante Zusammenhänge, ↑↑ = 70 % der Studie berichten signifikante Zusammenhänge

Prätraumatische Faktoren	– Jüngeres Alter – Weibliches Geschlecht – Minoritätenstatus – Niedriger sozioökonomischer Status – Prätraumatische psychische Morbidität ↑↑ – Vortraumatisierung – Familienstruktur – Funktionsniveau
Peritraumatische Faktoren	– Stressorschwere ↑↑ – wahrgenommene Lebensgefahr ↑↑ – Tod und Verletzung bekannter Personen ↑ – Ressourcenverlust (z. B. Zerstörung des Hauses) ↑↑ – Umstände des Ereignisses – Eigene Verletzung – Emotionale Reaktion (Intensität) ↑ – Verhalten der Eltern in der peritraumatischen Situation
Posttraumatische Faktoren	– Akute Belastungsreaktion ↑↑ – Psychopathologie (Ängstlichkeit und Depressivität) ↑↑ – Dysfunktionale Bewältigungsstrategien ↑↑ – Mangelnde soziale Unterstützung (auch der Eltern) ↑↑ – PTB der Eltern ↑ – Familiäre Faktoren ↑ – Weitere belastende Lebensereignisse ↑↑ – Wohnortwechsel

Auf einige der Faktoren soll näher eingegangen werden.

Prätraumatische Faktoren

Im Vergleich zu peri- und posttraumatischen Faktoren stehen die prätraumatischen Faktoren in geringerem Zusammenhang mit einer posttraumatischen Symptomatik. Obwohl *Lebensalter* in sehr vielen Studien untersucht wurde, fanden nur wenige Studien signifikante Alterseffekte (Kultalahti & Rosner, 2008), die sich in ihrer Richtung auch noch teilweise widersprechen. Eine genauere Analyse der Daten deutet aber auf jüngeres Alter als höheres Risiko hin, was den Ergebnissen bei Erwachsenen entsprechen würde (vgl. Kessler et al., 1995). Insgesamt berücksichtigen aber nur wenige Studien jüngere Kinder und das Alter der Probanden ist meist zu wenig heterogen. *Weibliches Geschlecht* zeigte in etwa einem Drittel der Studien, die diese Variable untersuchten, einen signifikanten Zusammenhang mit der PTB-Symptomatik. Dies liegt zum einen daran, dass innerhalb der Gesamtzahl der erlebten Ereignisse Mädchen andere und häufiger schwerwiegende Ereignisse erleben als Jungen. Besonders wichtig ist hier der Zusammenhang zur sexualisierten Gewalt. Vergewaltigungen haben innerhalb der unterschiedlichen Ereignisse die höchste Wahrscheinlichkeit eine PTB hervorzurufen und betreffen überwiegend Mädchen. Allerdings gibt es Indikatoren dafür, dass auch bei gleichem

Traumatisierungstyp Mädchen eher zur Ausbildung einer PTB neigen als Jungen. Mögliche Erklärungen beziehen sich auf biologische Unterschiede, sich widersprechende und andere Rollenerwartungen an Mädchen, insbesondere in der Zeit ab der Pubertät, unterschiedliche kognitive Bewertungen des Traumas und möglicherweise auch unterschiedliche Formen des Berichtens von Symptomen und der Darstellung der Symptomatik (Gavranidou & Rosner, 2003; Kruczek & Salsman, 2006). Ethnizität wurde üblicherweise in US-amerikanischen Studien untersucht. Hinter dem Begriff der Ethnizität verbirgt sich eine Reihe von Aspekten, deren wichtigste Armut, Zugang zu Schule und Ausbildung, Stereotypien bezüglich Minderheiten etc. sein dürften, und so erscheint es wahrscheinlicher, dass der *Minoritätenstatus* in der jeweiligen Gesellschaft der relevante Faktor ist. Die deutlichsten Zusammenhänge zeigten sich innerhalb der prätraumatischen Faktoren für die *prätraumatische psychische Morbidität,* für die fast alle Studien signifikante Zusammenhänge berichten (Kultalahti & Rosner, 2008). Bei der Erklärung dieses deutlichen Zusammenhangs muss bedacht werden, dass Kinder mit einer bestimmten prätraumatischen psychischen Morbidität vielleicht auch ein erhöhtes Risiko einer Traumatisierung haben: So könnten möglicherweise Kinder mit ADHS (Aufmerksamkeits-Defizit- und Hyperaktivitätsstörung), mit Störungen des Sozialverhaltens oder Substanzabusus häufiger traumatische Ereignisse erleben als gesunde Kinder. Aber nicht nur das Risiko für ein Ereignis kann höher sein, auch das Verhalten in der Situation, die Bewertung und Verarbeitung des Geschehens kann durch die frühere Morbidität beeinflusst werden. *Familienstruktur* und *sozioökonomischer Status* korrelierten zwar selten signifikant mit der PTB-Symptomatik, aber da sozioökonomischer Status mit anderen Konstrukten kovariiert (z. B. Minoritätenstatus) bleibt abzuwarten, was multivariate Auswertungen zu diesem Thema beitragen können. Überraschenderweise waren *frühere traumatische Lebenserfahrungen* wenig relevant. Ob die gefundenen Zusammenhänge dadurch entstehen, dass eine mögliche Symptomatik aufgrund eines früheren traumatischen Ereignisses eine Gefährdung in dem Sinne bewirkt, dass die Betroffenen weniger sensibel für mögliche gefährliche Situationen sind, oder ob dies mit gefährlicheren Umgebungsbedingungen im Allgemeinen zusammenhängt, bleibt unklar. Allerdings erwiesen sich in zwei weiteren Studien überraschend die Vorhistorie mit Unfällen bzw. erfolgreiche Bewältigung eines Traumas (Keppel-Benson et al., 2002; Martini et al., 1990) als Schutzfaktoren. *Das Funktionsniveau* des Kindes vor dem Ereignis stand in einem inkonsistenten Zusammenhang mit der PTB-Symptomatik und wurde auch sehr unterschiedlich operationalisiert.

Psychische Störungen vor dem Erleben eines traumatischen Ereignisses bilden einen wichtigen Prädiktor

Peritraumatische Faktoren

Unter der Kategorie *Stressorschwere* (im Sinne von Schwere oder Ausmaß eines traumatischen Ereignisses) kann eine Vielzahl von Aspekten des traumatischen Ereignisses zusammengefasst werden. Sie erwies sich als relevanter Prädiktor. Eine klare Einteilung der Studien nach subjektiver und objektiver Konfrontation ist zwar nicht möglich, aber eine weitere Unterteilung in die Aspekte „Lebensgefahr", „Verlust an Personen" und „Verlust an Ressourcen" ist möglich. So stellte die wahrgenommene subjektive bzw. objektive *Lebensgefahr* ein Risiko für die spätere PTB dar. Etwas überraschend wurde nur in etwa der Hälfte der Studien *Tod bzw. Verletzung von Familienmitgliedern* oder *Freunden* als ein signifikanter Prädiktor für die spätere PTB gefunden. Bedeutsamer erwies sich der *Verlust an Ressourcen*, d. h. die Zerstörung des Zuhauses ist ein signifikanter Prädiktor für eine spätere PTB. Der Verlust an Ressourcen ist möglicherweise von so großer Bedeutung, da immer neue Adaptationen an die veränderten Lebensbedingungen (z. B. Umzug von Camp zu Camp, häufige Schulwechsel) nötig werden und diese dann letztendlich die Bewältigungsmöglichkeiten des Individuums überschreiten. Unter der *emotionalen Reaktion* wurden Art und Intensität (wie etwa Angst und wahrgenommene Belastung während des traumatischen Ereignisses) zusammengefasst. Die emotionale Reaktion im Sinne eines intensiveren peritraumatischen Affektes erhöhte die Wahrscheinlichkeit für PTB-Symptome. Die *Umstände des Ereignisses* wurden selten signifikant. In zwei Verkehrsunfallstudien stellte ein Unfall mit einem Motorfahrzeug verglichen mit einem Fahrradunfall einen Risikofaktor dar. Eine positive Korrelation zwischen Variablen über *Verletzung* und der PTB wurde kaum gefunden. Anscheinend spielt die Tatsache, ob und in welchem Ausmaß das Traumaopfer verletzt ist, keine Rolle bei der späteren Entwicklung einer PTB. Die Rolle der *Eltern in der peritraumatischen Situation* war ebenfalls selten signifikant.

Peritraumatische Faktoren sind stärkere Prädiktoren einer PTB als prätraumatische Faktoren

Posttraumatische Faktoren

Die wichtige Rolle der *akuten posttraumatischen Symptomatik, ABS-Diagnose oder subklinischen ABS* als Prädiktor wurde in allen Studien, die diese Variable untersuchten, bestätigt. Dies bedeutet nichts anderes, als dass die Kinder und Jugendlichen, die in den ersten vier Wochen nach dem Ereignis mehr Symptome zeigen, ein größeres Risiko tragen. Detailanalysen zu den einzelnen Symptomclustern der ABS zeigen, dass weniger das Vollbild oder die Dissoziationsitems eine Rolle spielen, sondern dass der Schweregrad der Symptomatik ausschlaggebend ist. Darüber hinaus war kein Zusammenhang zwischen Dissoziation und der PTB-Symptomschwere nachzuweisen, was bereits Daviss und Kollegen (2000) feststellten. Dementsprechend bezweifeln einige Forscher die einzigartige Vorhersagekraft der kategorialen ABS-Diagnose, weshalb als Prädiktor einer posttraumatischen Belastung die subsyndromale ABS hervorgehoben wird (Kassam-Adams & Winston, 2004; Meiser-Stedman et al., 2007b; Meiser-Stedman et al., 2005). Kinder, die nach dem Ereignis *ängstlicher oder depressiver* in dem Sinne sind, dass sie *psychopathologische Symptome* zeigen, haben ein größeres Risiko für die

Stärke einer akuten Symptomatik steht im Zusammenhang mit PTB

spätere PTB. Die Komorbidität wurde in einigen Studien jedoch berichtet, ohne die korrelativen Zusammenhänge darzustellen, so dass eine Detailanalyse schwer fällt. Generell scheinen komorbide Störungen erst später zuzunehmen (McFarlane, 1987; Shaw et al., 1996). *Bewältigungsstrategien* zeigten häufige signifikante Zusammenhänge, wobei gilt, dass die untersuchten Variablen sehr heterogen waren, so dass sich in dieser Kategorie sowohl verhaltensbezogene als auch kognitive Bewältigungsstrategien verbergen. Aus klinischer Sicht besonders interessant erscheint die Rolle von Schuld bzw. Schuldkognitionen zu sein. In insgesamt sieben Studien erwiesen sich Kinder, die diese negative Bewältigungsstrategie aufwiesen, als gefährdeter für die Entwicklung einer PTB-Symptomatik (Greenberg & Keane, 2001; La Greca, Vernberg, Silverman et al., 1996; Pynoos, Frederick, Nader et al., 1987; Pynoos, Goenjian, Tashjian et al., 1993; Schwarz & Kowalski, 1991a; Udwin, Boyle, Yule et al., 2000; Vernberg, La Greca, Silverman et al., 1996). Die Rolle der vorhandenen bzw. mangelnden *sozialen Unterstützung* war in etwa der Hälfte der Studien relevant. Auch soziale Unterstützung in der Schule (Lehrer bzw. Mitschüler) kann das Risiko einer späteren PTB verringern (La Greca et al., 1996). Wie die Eltern ihre Kinder unterstützen können, hängt möglicherweise mit dem *PTB-Status der Eltern*, sowie mit weiteren *Familienfaktoren*, wie mit der Atmosphäre zu Hause (Green et al., 1991) oder dem Funktionieren der Familie (McFarlane, 1987) zusammen. Die PTB Symptomatik, eines oder beider Elternteile nach dem Ereignis korrelierte häufig positiv mit der PTB-Symptomatik des Kindes Die Rolle der *belastenden Lebensereignisse* nach dem traumatischen Ereignis zeigte meistens eine positive Korrelation mit der PTB-Symptomatik. Die Effekte der lang anhaltenden potenziell traumatisierenden Ereignisse wurden besonders in Studien über Naturkatastrophen untersucht und sind inhaltlich sehr heterogen. Die Rolle eines erzwungenen *Wohnortwechsels* als eine häufige Folge einer Zerstörung des Wohnhauses, war dagegen nur in der Studie von Lonigan et al. (1994) signifikant.

1.6.2 Risikogruppen

Bei Erwachsenen wurde eine Reihe von Risikogruppen identifiziert. Dies sind Berufsgruppen, die hohe Expositionsraten aufweisen, wie etwa Polizisten oder Feuerwehrleute. Für Kinder und Jugendliche gibt es bisher nur wenige „ausgewiesene“ Risikogruppen. Allerdings lassen sich aufgrund der obigen Aufstellung zu den Risikofaktoren und der Häufung von Risikofaktoren in Ergänzung mit Studien einige Gruppen identifizieren.

Flüchtlingskinder und Jugendliche: Kinder und Jugendliche, egal ob sie mit oder ohne Eltern flüchten müssen, erleben häufig vor der Flucht eine Reihe von eskalierenden traumatischen Ereignissen, die entweder

Flüchtlingskinder und -jugendliche tragen ein besonderes Risiko für PTB

unmittelbar mit Krieg verknüpft sind oder in Zusammenhang mit sich allmählich verschlechternden Lebensbedingungen stehen, wie etwa das „Verschwinden" von Familienmitgliedern, Diskriminierungserfahrungen, Nahrungsknappheit und steigende Kriminalität. Häufig werden die Kinder möglichst lange im Unklaren über die Flucht gelassen, damit sie die Fluchtpläne nicht verraten können. Dies bedeutet ein weiteres Ohnmachtserlebnis und führt auch dazu, dass man nicht Abschied nehmen kann (z. B. Gavranidou, Niemic, Magg & Rosner, 2008). Weiterhin kommt es auf der Flucht häufig zu traumatischen Ereignissen und im Zielland ist die Situation auf lange Sicht hin mit Unsicherheiten verknüpft. Hinzu kommen traumatisierte Eltern, Sprachprobleme und eine Anpassung an die neuen Lebensbedingungen. Ehnthold und Yule (2006) schätzen die PTB-Häufigkeiten auf etwa 11 %, wobei einzelne Gruppen wie junge Flüchtlinge aus Kambodscha bis zu 50 % zeigen (Kinzie, Sack, Angell, Manson & Rath, 1986).

Ein Teil dieser Risikofaktoren trifft möglicherweise auch im Falle nicht forcierter Migration zu, da der Übergang zwischen forcierter und nicht forcierter Migration fließend ist. Eine extrem hohe Kriminalitätsrate in einem Land wie etwa in Nigeria stellt zwar keinen Asylgrund dar, ist aber auf der individuellen Ebene ebenso traumatisierend und kann zu einer scheinbar rein ökonomisch motivierten Migration führen. Während für Flüchtlinge im Sinne forcierter Migration immerhin noch Daten vorliegen (Ehntholt & Yule, 2006), sind sie für Migrantenkinder allgemein insgesamt spärlicher. Für beide Gruppen zutreffend ist der Minoritätenstatus in der Einwanderungskultur.

Pflegekinder und -jugendliche und Kinder psychisch kranker Eltern sind möglicherweise oft von PTB betroffen

Pflegekinder- und Jugendliche: Wenn sich ein Jugendamt entscheidet, Kinder aus Familien herauszunehmen und entweder in Heime oder dauerhafte oder temporäre Pflegefamilien zu geben, liegen dem Jugendamt häufig nur Informationen zu dem Ereignis vor, das der eigentliche Grund für die Inobhutnahme war. Dieses Ereignis ist in der Regel der Endpunkt einer Kette von Ereignissen, die möglicherweise traumatisch oder zumindest sehr belastend waren. Auch in dieser Konstellation von Lebensbedingungen finden sich eine Reihe potenzieller Risikofaktoren, wie psychische Erkrankung der Eltern (z. B. Drogenmissbrauch oder Depression). Diese führen dann möglicherweise vermittelt über mangelnde Aufsicht und mangelnde Fürsorge zur größeren Wahrscheinlichkeit traumatische Ereignisse zu erleben. Der dann nötige Wechsel von Bezugspersonen ist eine weitere kritische Variable, wodurch die Bewältigung erschwert wird.

Kinder psychisch kranker Eltern: Bei der Beschreibung der obigen Risikogruppen ist bereits angeklungen, dass psychisch kranke Eltern einerseits das Risiko für ihre Kinder erhöhen ein traumatisches Ereignis zu erleben und andererseits aufgrund ihrer eigenen Erkrankung ihre Kinder in der Bewältigung nicht adäquat unterstützen zu können.

Psychisch kranke Kinder: Prätraumatische Morbidität ist ein wichtiger prätraumatischer Risikofaktor. Anzunehmen ist dabei, dass nicht alle Störungen ein gleiches Risiko bedeuten. So könnten Kinder mit einer hyperkinetischen Störung, aufgrund einer physiologischen Unterregulation, sowohl mehr traumatische Ereignisse erleben als auch in der Verarbeitung gestört sein. Ähnliches gilt für Substanzabhängigkeiten, Depression und Borderline-Störungen.

1.6.3 Modelle der PTB

Sinnvolle Modelle der PTB müssen die folgenden Aspekte beinhalten: Sie müssen (a) die Symptomatik (b) Genesung und Heilung und (c) individuelle Unterschiede erklären können (Dalgleish, 2004). Im Falle der PTB in der Kindheit müssen insbesondere entwicklungspsychopathologische Besonderheiten sinnvoll integriert werden können.

Entwicklungspsychopathologie der PTB

Traumatisierung wirkt sich je nach Lebensalter unterschiedlich auf Lebensbereiche aus

In Kindheit und Jugend kann eine Traumatisierung sich in vielfältiger Weise auf die Entwicklung unterschiedlicher Fähigkeiten und Kompetenzen und die Bewältigung von Entwicklungsaufgaben auswirken. Pynoos und Kollegen (Pynoos, Steinberg & Wraith, 1995; Pynoos et al., 1996, Pynoos, Steinberg & Piacentini, 1999) führen den besonderen Einfluss einer Traumatisierung im frühen Lebensalter aus. Tabelle 6 zeigt in der Übersicht, auf welche Bereiche sich die Traumatisierung auswirken kann.

Die Leitlinien der Deutschen Gesellschaft für Kinder und Jugendpsychiatrie und Psychotherapie (2007) berücksichtigen die besonderen Aspekte der Entwicklungspsychopathologie bei der PTB und setzen sie in praxisorientierte Empfehlungen zu Diagnose und Behandlung um.

Adaptierbare Modelle der PTB für den Kinder und Jugendlichenbereich sind das entwicklungspsychopathologische Modell nach Pynoos und Kollegen (1995, 1996, 1999), die behavioralen Modelle, die auf der Zwei-Faktoren-Theorie nach Mowrer (1947) aufbauen, das Furchtstrukturmodell von Foa und Kozak (1986), die kognitiv-psychodynamische Schematheorie nach Horowitz (1976), die Theorie der doppelten Repräsentation nach Brewin, Dalgleish und Joseph (1996) und das kognitive Modell nach Ehlers und Clark (2000) (für eine Übersicht siehe Meiser-Stedman, 2002). Eine detaillierte Darstellung und kritische Würdigung der jeweiligen Modelle würde den Rahmen dieses Buches sprengen. Daher werden im Folgenden nur ausgewählte Modelle und Aspekte dargestellt.

Tabelle 6: Auswirkungen einer Traumatisierung in Kindheit und Jugend auf verschiedene Lebensbereiche (Pynoos, Steinberg & Wraith, 1995; Pynoos et al., 1996)

Spielverhalten	– durch das Wiederinszenieren der traumatischen Situation wird die Flexibilität des Spiels zu anderen Entwicklungszwecken limitiert
Balance zwischen Abhängigkeit und Unabhängigkeit in der Eltern-Kind-Beziehung: Das Kind/der Jugendliche	– verliert das Vertrauen in seine durch die Eltern gewährleistete Sicherheit – kann sich schwer von den Eltern lösen; fürchtet um deren Sicherheit – nimmt eigene Entwicklungsrückschritte wahr
Beziehungen zu Gleichaltrigen: Das Kind/der Jugendliche	– ist aufgrund reduzierter Impulskontrolle aggressiv und erfährt dadurch Ablehnung – wird aufgrund körperlicher Entstellung, Entwicklungsrückschritten, internalisierender Symptome von Gleichaltrigen abgelehnt – schließt sich einer kritischen Gruppierung an, weil er sich davon Schutz und Sicherheit verspricht – erfährt aufgrund von Konzentrationsstörungen Lernschwierigkeiten in der Schule, die wiederum wirken sich negativ auf sein Selbstwertempfinden aus
Entwicklung persönlicher Schemata zu Gerechtigkeit, persönlicher Sicherheit und Kontrolle: Das Kind/der Jugendliche	– erfährt, dass der Mörder eines Elternteils ungestraft bleibt
Planung der Zukunft, Motivation	– dem Kind erscheint die Zukunft völlig unplanbar, es entscheidet, dass es sich nicht lohnt, sich z. B. in der Schule anzustrengen.

Das entwicklungspsychopathologische Modell nach Pynoos et al. (1995)

Pynoos und Kollegen (Pynoos et al., 1995, 1996, 1999) kritisieren zu Recht, dass die Interaktion zwischen Entwicklung und Traumatisierung bislang in behavioralen und kognitiven Modellen der PTB nicht genügend Beachtung findet. Sie integrieren in einem entwicklungspsychologischen Modell (Pynoos et al., 1995) eine Fülle von Vulnerabilitäts- und Schutzfaktoren bezüglich posttraumatischer Symptomatik bei Heranwachsenden:

- Proximale Traumatrigger (wie etwa externe und interne Hinweisreize, physiologische Reaktionen);
- Proximale Sekundärstressoren (wie etwa Veränderungen in der Familie oder der direkten Umgebung);
- „Ökologische“ Faktoren des Kindes (z. B. in der Schule und mit Peers);
- dem Kind eigene Faktoren (Alter, Geschlecht, genetische Faktoren, Kompetenzen).

Interaktionen zwischen individuellen und externen Faktoren bedingen die Anpassung

Die Interaktion zwischen dem Kinde eigenen Faktoren (Alter, Geschlecht, Persönlichkeit) und externen Faktoren bedingen zu verschiedenen Zeiten der Entwicklung ein hohes oder niedriges Traumatisierungsrisiko des Kindes und beeinflussen auch die Anpassung des Heranwachsenden nach singulärer Traumatisierung. So kommen z. B. Rind, Tromovich und Bausermann (1998) in einer vieldiskutierten Metaanalyse zu den Folgen sexuellen Kindesmissbrauches bei Collegestudenten zu der Schlussfolgerung, dass das jeweilige Familienklima einen großen Teil der Varianz psychischer Symptomatik in der Folge des Missbrauches erkläre. Weiterhin besteht eine Interaktion zwischen verschiedenen Stadien der kognitiven und emotionalen Entwicklung, der Entwicklung der Moral sowie der interpersonellen Beziehungen des Heranwachsenden und der Wahrnehmung und Interpretation traumatischer Geschehnisse.

Detailliert wird die Bedeutung dieser Faktoren in verschiedenen Entwicklungsstadien ausgeführt. Generelle Modelle der PTB werden hier jedoch leider nicht integriert.

Behaviorale Modelle

Die Zwei-Faktoren-Theorie und ihre Anwendung auf PTB

Einige Autorengruppen (Keane, Fairbank, Caddell, Zimering & Bender, 1985; Keane, Zimering & Caddell, 1985; Kilpatrick, Veronen & Best, 1985; March, 1990; Quirk, 1985) berufen sich bei ihren Modellen zur Entstehung und Aufrechterhaltung der PTB auf die *vielzitierte Zwei-Faktoren-Theorie von Mowrer* (1947): Sie erklären die Ätiologie der PTB auf der Basis einer Kombination von klassischer und operanter Konditionierung sowie nachfolgender Reizgeneralisation:

- *Klassische Konditionierung:* Das intrusive Wiedererinnern des Traumas wird als *klassisch konditionierte* emotionale Reaktion betrachtet (Keane, Fairbank et al., 1985; Keane, Zimering et al., 1985).
- *Operante Konditionierung:* Die Vermeidung traumarelevanter spezifischer Stimuli und die emotionale Taubheit nach einem Trauma werden *operant* über den Mechanismus der *negativen Verstärkung* aufrechterhalten. Einige Autoren beziehen dabei Dissoziationsphänomene und Symptome psychogener Amnesie als Formen unbewusster kognitiver Vermeidung ein (March, 1990). Möglicherweise können auch aggressives Verhalten, Automutilation oder Alkoholmissbrauch über negative Verstärkung aufrechterhalten werden, da sie den mit der Erinnerung an das Trauma verbundenen aversiven inneren Zustand beenden (Keane, Zimering & Caddell, 1985; Steil, Ehlers & Clark, 1997).
- *Reizgeneralisierung:* Über diesen Mechanismus wird erklärt, dass bei PTB-Patienten eine große Anzahl von Stimuli Angst und Unruhe auslösen können. Auslöser können sowohl Reize sein, die denen während des Traumas ähneln, als auch solche, die zunächst keine Verbindung zum Trauma zeigen. So können interpersonelle Konflikte die

autonome Erregung (in ähnlicher Weise wie während der Traumatisierung) erhöhen und auf diese Weise an das traumatische Geschehen erinnern.

Merke:

In behavioralen Modellen wird die PTB als klassisch konditionierte emotionale Reaktion betrachtet, welche durch negative Verstärkung (Vermeidung) aufrechterhalten bleibt.

Die Anwendbarkeit der Zwei-Faktoren-Theorie wird teilweise kritisch beurteilt. Dabei werden die folgenden Fragen diskutiert:

Kritische Punkte bezogen auf die Zwei-Faktoren-Theorie

- *Können einmalige, kurze Traumata tatsächlich zu stabilen Konditionierungseffekten führen?* Klassisch konditionierte Reaktionen werden üblicherweise über mehrere Paarungen des unkonditionierten und konditionierten Reizes aufgebaut. Quirk (1985) geht davon aus, dass in Notfallsituationen ein „One-Trial"-Lernen aufgrund von neuroendokrinologischen Besonderheiten der Reaktion auf Lebensbedrohung möglich ist, und zwar besonders dann, wenn – wie bei Traumata – die Verbindung zwischen Reiz und Reaktion einfach und die Latenz kurz ist. Diese Form des Lernens, so Quirk, biete einen evolutionären Vorteil in lebensbedrohlichen Situationen.
- *Warum führt intrusives Wiedererleben nicht zu Habituation und Löschung?* Das intrusive Wiedererleben des Traumas beinhaltet eine intensive Konfrontation mit angstauslösenden Reizen und führt dennoch nicht zu einer Habituation und Löschung der Angstreaktion. Erklärt wird das Ausbleiben der Löschung damit, dass die Konfrontation beim Wiedererleben nur bruchstückhaft ist und dass die Betroffenen beim Wiedererleben weniger erregt sind (Keane, Fairbank, Caddell, Zimering & Bender, 1985). Folgt man diesen Überlegungen, so sollte die Konfrontation mit traumabezogenen Reizen dann besonders erfolgreich sein, wenn sie mit einer Aktivierung von maximaler negativer Emotion, ähnlich wie bei der Traumatisierung, einhergeht. Befunde zur differenziellen Wirksamkeit der Konfrontation bei Opfern sexueller Gewalt bestätigen dies: Frauen, die eine Vergewaltigung erlitten hatten, profitierten dann besonders gut von der Konfrontationsbehandlung, wenn sie zu Beginn einen starken mimischen Furchtausdruck zeigten (Foa, Riggs, Massie & Yarczower, 1995).
- *Wie erklärt man sich intrusives Wiedererleben und Albträume?* Nicht typisch für eine Angstreaktion sind intrusives Wiedererleben und Albträume. Diese Kernsymptome der PTB sind mit Hilfe der Zwei-Faktoren-Theorie schwer erklärbar (Foa et al., 1989; McNally, 1992). Einige Autoren bringen das ungewollte Wiedererinnern mit der starken Stimulusgeneralisation in Verbindung, die dazu führen soll, dass auch Reize, die ursprünglich nichts mit dem Trauma zu tun haben, zu Auslösern werden können (Pitman, 1988). Diese Auslöser erkennen die Patienten nicht als solche, und erleben, dass die Erinnerungen „aus heiterem Himmel" kommen. March (1990) verweist auf die Wichtig-

keit kognitiver Schlüsselreize als Auslöser. Nächtliche Wahrnehmungen oder erhöhte autonome Erregung werden als Auslöser von Albträumen erwogen (van der Kolk, Greenberg, Boyd & Krystal, 1985).

Konditionierungstheorien leisten einen wichtigen Beitrag zum Verständnis derjenigen Symptome der PTB, die sich klar einer Angstreaktion zuordnen lassen. Das Konzept der konditionierten emotionalen Reaktion und der aufrechterhaltenden Rolle der Vermeidung wird durch empirische Befunde gestützt (vgl. z. B. Orr, Pitman, Lasko & Herz, 1993; Shalev, Orr & Pitman, 1993; Steil, 1997).

Merke:

Lerntheoretische Modelle münden in die effektive verhaltenstherapeutische Behandlungsform der Konfrontation.

Kognitive Modelle

Die persönliche Bedeutung der Traumatisierung spielt eine zentrale Rolle in kognitiven Modellen

Autoren *kognitiver Modelle* postulieren, dass eine Traumatisierung grundlegende Überzeugungen und Erwartungen (von persönlicher Sicherheit, von der Welt als bedeutungsvoll und sinnhaft und von sich selbst als kompetent und zur Kontrolle fähig) erschüttert und dysfunktional verändert oder schon vor dem Trauma latent vorhandene dysfunktionale Grundüberzeugungen (z. B. von sich selbst als wertloser Person) konsolidiert (Horowitz, 1976, 1986; Janoff-Bulman, 1992, vgl. auch Steil & Ehlers, 2000; Ehlers & Clark, 2000). Möglicherweise wird schon während der Traumatisierung die Informationsverarbeitung stark durch präexistierende Schemata gelenkt (Creamer, 1993). Bei Kindern und Jugendlichen verändert die Traumatisierung bedeutsame Schemata, welche sich in dieser Lebensspanne erst herausbilden und das Selbstkonzept bestimmen, in besonders maligner Weise (vgl. Pynoos et al., 1995; Pynoos et al., 1996). Dies könnte die hohe Vulnerabilität im Kindes- und Jugendalter für die Entwicklung einer PTB erklären.

Kognitive Modelle betonen die Rolle der persönlichen Bedeutung der Traumatisierung: Sie determiniert den Grad der Belastung, der mit dem Auftreten von Intrusionen einhergeht, und vermittelt Symptome eines erhöhten Erregungsniveaus.

Ehlers und Clark (2000, siehe auch Ehlers, 1999) formulierten ein kognitives Modell (vgl. Abbildung 1), das einerseits eine Reihe von älteren Modellvorgaben berücksichtigte und das andererseits in den letzten Jahren von Forschungsbefunden zu Traumatisierung in der Kindheit gestützt wurde. Weiterhin zeigt die aus dem Modell abgeleitete Therapie hohe Effektstärken.

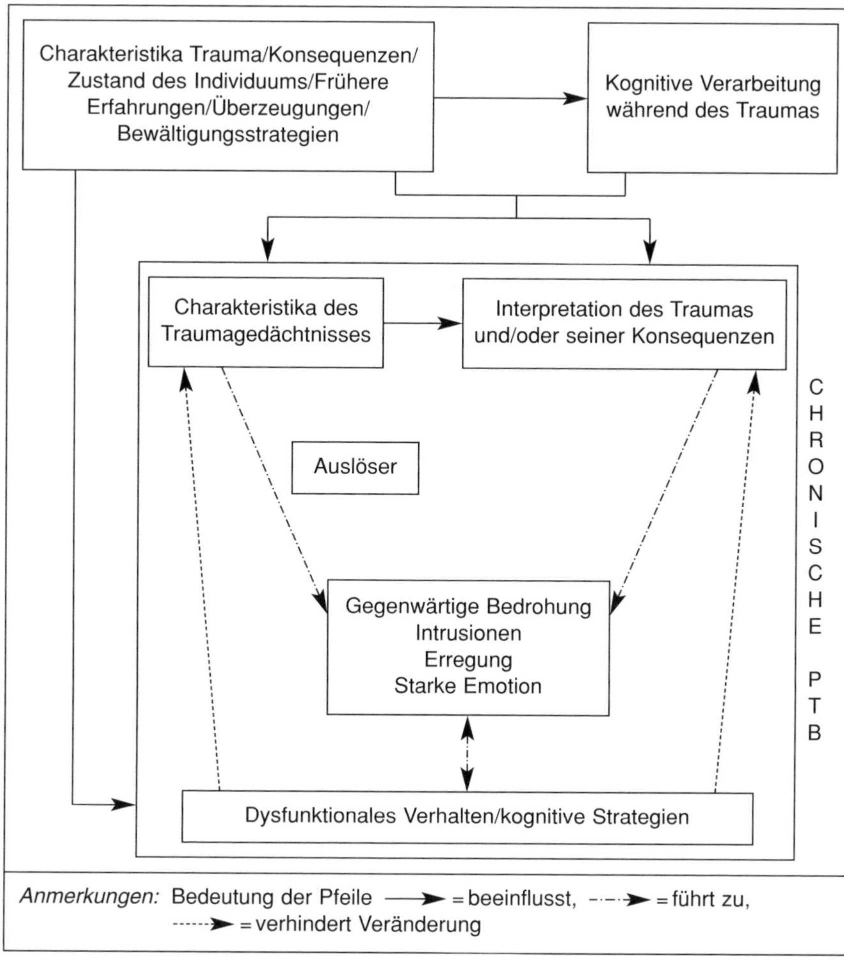

Abbildung 1: Modell der chronischen Posttraumatischen Belastungsstörung (nach Ehlers, 1999, S. 13)

Zentrale Aspekte dieses Modells sind die ungenügende Elaboration des traumatischen Ereignisses im Gedächtnis und die ungenügende Verknüpfung mit dem autobiografischen Gedächtnis (Meiser-Stedman, Dalgleish, Smith, Yule & Glucksman, 2007b). Beides führt zusammen mit Priming- und Konditionierungsprozessen zur leichten Auslösung von Symptomen des Wiedererlebens. So konnten mehrere Studien Primingeffekte bei Kindern nach Autounfällen bestätigen (Moradi, Taghavi, Neshat-Doost, Yule & Dagleish, 1999; Ribchester, 2001). Dies kann zu kognitiver Vermeidung führen, was wiederum eine weitere und veränderte Verarbeitung der Gedächtnisinhalte verhindert. Weiterhin bewertet der Traumatisierte sowohl das Ereignis als auch seine Konsequenzen (dazu gehören auch die eigenen Symptome) extrem negativ (Ehlers, Mayou & Bryant, 2003). Sekundäre Emotionen (so genannt weil sie sich erst nach dem Ereignis herausbilden), und zwar insbesondere Schuld und Ärger verhindern die Bearbeitung der traumatischen Erinnerungen, indem sie eine Reduktion der emotionalen Intensität verhindern. In einer Reihe von Studien erwiesen sich Heranwachsende, die diese negative Strategie benutzten, als gefährdeter für die Entwicklung einer PTB (Greenberg & Keane, 2001; La Greca, Vernberg, Silverman et al., 1996; Pynoos, Frederick, Nader et al., 1987; Pynoos, Goenjian, Tashjian et al., 1993; Schwarz & Kowalski, 1991a; Udwin, Boyle, Yule et al., 2000; Vernberg, La Greca, Silverman et al., 1996). Dies und das ständige Wiedererleben führt zu einem anhaltenden Gefühl der Bedrohung und damit zu einer Reihe *dysfunktionaler kognitiver Strategien und Verhaltensweisen*, die zwar eigentlich die aktuell gefühlte Bedrohung verhindern sollen, die aber letztendlich zu deren Aufrechterhaltung führen. Gedankenkontrollstrategien wie Grübeln und Gedankenunterdrückung erhöhen die Wahrscheinlichkeit von Intrusionen, auch bei Kindern und Jugendlichen (Aaron, Zaglul & Emery, 1999; Ehlers, Mayou & Bryant, 2003). Gedankliche Ablenkung hingegen erhöht nicht die Wahrscheinlichkeit für Intrusionen, verhindert aber die Verarbeitung und verzögert daher Genesungsprozesse, wie an einer Stichprobe von 97 Kindern nach einem Autounfall gezeigt werden konnte (Stallard, Velleman, Langsford & Baldwin, 2001).

Charakteristiken des Traumagedächtnisses sowie die Interpretation des Traumas und seiner Konsequenzen führen zur PTB-Symptomatik

Obwohl das Modell für Erwachsene formuliert wurde, lässt es sich mit wenigen inhaltlichen Veränderungen auf Kinder übertragen. Neben der bereits erwähnten Bedeutung der elterlichen Bewertung, ist auch die Bewertung des Kindes selbst von zentraler Bedeutung. Die Bewertung kann jedoch begründet durch den kognitiven Entwicklungsstand des Kindes aus Erwachsenensicht deutlich „unlogischer“ sein (z. B. eine dysfunktionale „magische“ Verknüpfung). So kann ein sechsjähriger Kosovare etwa glauben, dass seine Mutter von Soldaten vergewaltigt wurde, weil er in der Woche vorher einen heftigen Streit mit seiner Mutter hatte und er ein „böses“ Kind war.

Zusammenfassend lässt sich feststellen, dass Kinder aufgrund der fehlenden langzeitlichen Perspektive mögliche Konsequenzen des Traumas noch stärker katastrophisieren und die eigene Symptomatik als dauerhafte Beschädigung missdeuten. So erwarten manche traumatisierten Kinder gar nicht mehr, überhaupt erwachsen zu werden. Zur Bewältigung des Gefühls der anhaltenden Bedrohung wiederum stehen weniger Strategien zur Verfügung als bei Erwachsenen, ebenso wie zur Modulation der damit verbundenen Erregung.

Merke:

In kognitiven Modellen der PTB wird die Bedeutung und Interpretation der traumatischen Geschehnisse in den Mittelpunkt gestellt. Dysfunktionale Schemata bilden sich durch das Trauma aus bzw. prätraumatisch existierende unangemessene Schemata werden konsolidiert. Bei Kindern und Jugendlichen hat in der Phase der Bildung wichtiger kognitiver Schemata (über persönliche Sicherheit, interpersonelles Vertrauen etc.) eine Traumatisierung besonders schwerwiegende Folgen.

1.6.4 Psychobiologische und neuroendokrinologische Befunde

Für die PTB bei Erwachsenen wurden eine Fülle psychobiologischer, neuroendokrinologischer und struktureller Korrelate gefunden. In welcher Weise die besondere neuroendokrinologische Situation während und infolge von Traumatisierung sich auf die kindliche biologische Entwicklung auswirken kann, wurde in vergleichsweise wenigen Studien untersucht (vgl. DeBellis & Van Dillen, 2005). Das sich entwickelnde Gehirn ist vulnerabler bezüglich Umwelteinflüssen. Zwar erreicht das Hirn mit drei Jahren 90 % seiner endgültigen Größe, der größte Teil seiner Differenzierung (= die Formation, Stabilisation oder auch Eliminierung von Synapsen) findet jedoch in Kindheit und Jugend statt. Grundsätzlich sind die Befunde auch bei Erwachsenen sehr heterogen, so dass bisher nur von wenig gesicherten Erkenntnissen ausgegangen werden kann (Übersicht bei Wessa & Flor, 2006):

Heterogene Befunde im Bereich der Psychobiologie und Neuroendokrinologie

- Strukturelle Veränderungen: Mittels struktureller Bildgebung zeigte sich in einigen Studien ein reduziertes Hippokampusvolumen bei Personen mit PTB. Bei Kindern wurde in Einzelfallstudien eine Reduktion im Bereich des zerebralen Volumens und des Corpus Callosum gefunden (vgl. Kitayama et al., 2007). Allerdings gilt die Kausalität für diesen Befund als unklar, da sowohl ein signifikant häufigeres Auftreten prätraumatischer neuropsychologischer Dysfunktionen bei PTB-Patienten gefunden wurde als auch ein kleinerer Hippokampus als Risikofaktor für die Entwicklung einer PTB festgestellt wurde. Damit wäre das reduzierte Volumen eher als Risikofaktor zu sehen und keine Folge der PTB (Pitman et al., 2006).
- Weiterhin zeigen sich Unregelmäßigkeiten im hormonellen Stresssystem. PTB-Patienten zeigen eine erhöhte Aktivität des noradrenergen Stresssystems, sowie eine niedrigere Kortisolausschüttung bei erhöhter Sensitivität der Glukokortikoidrezeptoren. Die Ergebnisse für Kinder sind extrem heterogen (De Bellis & Van Dillen, 2005) und eine neue Metaanalyse (Meewisse, Reitsma, DeVries, et al., 2007) kommt zu dem Schluss, dass zumindest bei Erwachsenen die Effekte möglicherweise geschlechtsspezifisch zu sehen sind, in dem Sinne, dass sich bei in der Kindheit missbrauchten Frauen Veränderungen im Kortisolhaushalt zeigen.
- Im Bereich der funktionellen Bildgebung zeigen erwachsene PTB-Patienten auf die Präsentation traumarelevanter und generell negativer Reize eine Überaktivierung der Amygdala, jedoch eine Minderaktivierung präfrontaler Strukturen.

1.7 Interventionen

Kinder mit PTB nehmen selten Behandlung in Anspruch

Nur ein geringer Teil der von PTB betroffenen Kinder und Jugendlichen scheint psychologische oder psychiatrische Hilfe zu erhalten (z. B. nur 24 % der Jugendlichen mit PTB in der Studie von Essau et al., 1999). Möglicherweise nehmen weder sie noch ihre Eltern die typischen Symptome als behandlungsbedürftige Folgen des traumatischen Erlebnisses wahr. Daher wird vorgeschlagen, (z. B. im Rahmen der Versorgung der körperlichen Verletzungen oder im Rahmen der Betreuung durch andere Stellen) Kindern und Jugendlichen und ihren Eltern aktiv Behandlungsangebote zu machen (Eth, 1992; Silverman & Kurtines, 1996). Sicherlich wäre es von Vorteil, wenn bei kindlichen Störungen oder Verhaltensauffälligkeiten immer auch noch nach einer möglichen Traumatisierung als Ursache der Symptomatik gefragt werden würde.

1.7.1 Übersicht zu überprüften psychotherapeutischen Interventionsmethoden

Eine aktuelle Metaanalyse zu Behandlungseffekten bei Kindern und Jugendlichen (National Institute for Clinical Excellence, 2005) sowie eine Reihe qualitativer Übersichtsarbeiten (Stallard, 2006) kommen zu sehr ähnlichen Schlüssen, was die Effektivität der Einzelinterventionen angeht. In den folgenden Absätzen werden die wichtigsten Interventionen und ihre Anordnung im zeitlichen Abstand vom Ereignis kurz erläutert (vgl. Abbildung 2).

Prävention und Intervention können verschiedenen Zeitpunkten in Bezug auf das traumatische Ereignis zugeordnet werden

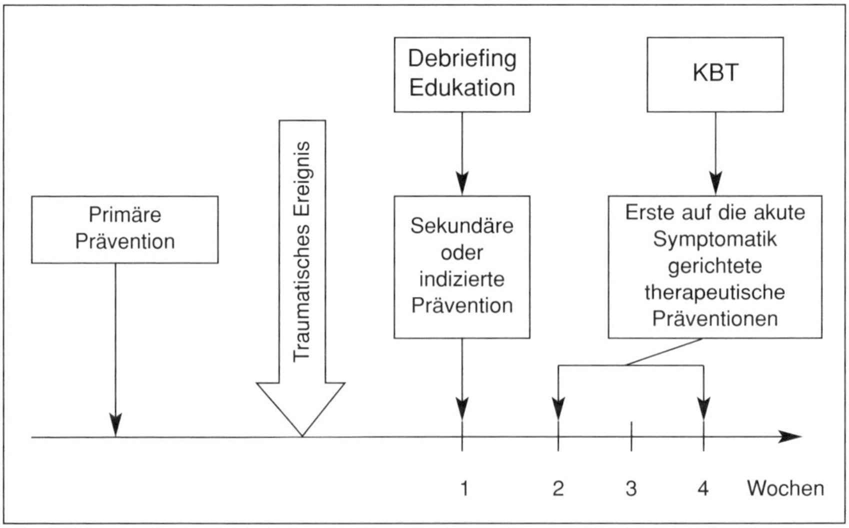

Abbildung 2: Zeitlicher Ablauf von Interventionen

Interventionen in der Akutphase

Nach einer Traumatisierung bietet sich dem Psychotherapeuten die einzigartige Möglichkeit, präventive Maßnahmen zu ergreifen, um die Ausbildung einer chronischen posttraumatischen Symptomatik zu verhindern (so genannte sekundäre Prävention; primäre Prävention wäre die Verhinderung der Traumatisierung). Man will Probleme frühzeitig schon während ihrer Entwicklung identifizieren und unnötiges Leid verhindern. Häufig wurde hierzu bislang das sogenannte Psychological Debriefing (PD, Dyregrov, 1989; Dyregrov, 1997) oder Critical Incident Stress Debriefing (CISD, Mitchell, 1983) eingesetzt. Zentrale Elemente dieser Intervention sind Psychoedukation über mögliche Traumafolgen, die Möglichkeit, über das Erlebte ausführlich zu reden und die Emotionen nachzuerleben. In den meisten Studien erhalten alle traumatisierten Personen die Intervention, unabhängig von ihrer initialen Reaktion auf das Trauma. Entwickelt wurde die Methode im militärischen Bereich bzw. für professionelle Helfer. Metaanalysen bei Erwachsenen zeigen, dass das PD bzw. CISD langfristig und kurzfristig nicht die Effekte zeigt, die man sich erhofft (Mitte, Steil & Nachtigall, 2005). Befunde aus Studien zur Effektivität des PD bzw. CISD bei Kindern liegen vor (Übersicht bei Zehnder, 2008), sind aber infolge methodischer oder konzeptueller Probleme nur schwer zu verallgemeinern. Diese kritische Bewertung wird auch durch die Ergebnisse der Metaanalyse, die den NICE-Guidelines zugrunde liegt, unterstützt. Hier wird zu dem Schluss gekommen, dass es keine Hinweise für die Wirksamkeit von Einzelsitzungsdebriefing bei Kindern gibt.

Psychologisches Debriefing vermutlich nicht wirksam

Entsprechend wird empfohlen, akut traumatisierte Kinder und Jugendliche aufmerksam zu beobachten, um eine angemessene Intervention einleiten zu können, falls sich eine Symptomatik nicht zurückbildet oder verzögert ausbildet. In dieser Beobachtungsphase direkt nach dem Ereignis sind allgemein supportive Interventionen zur sozialen Unterstützung, Aufklärung und Psychohygiene durchaus sinnvoll und werden von den Betroffenen und ihren Familien gut angenommen. Günstig für Kinder und Jugendliche ist alles, was Sicherheit vermittelt, also z. B. Herstellen des Kontaktes zu Bezugspersonen, das Wiederaufnehmen alltäglicher Routinen (z. B. Zähne putzen, Geschichte lesen und gemeinsames Kuscheln vor dem Schlafen gehen) und die Berücksichtigung grundlegender Bedürfnisse nach Nahrung und Schlaf. Ein traumatisches Ereignis aktiviert immer das Bindungssystem und fürsorgliche Verhaltensweisen der Bezugspersonen sind daher immer notwendig. Für den Behandler empfiehlt es sich daher, Eltern und andere Bezugspersonen auf diese Bedürfnisse hinzuweisen und sie möglichst in der Umsetzung zu unterstützen.

Sorgfältige Beobachtung und das Wiederaufnehmen von Routine empfiehlt sich direkt nach einem traumatischen Ereignis

Falls bereits eine ABS vorliegt, und sich die Symptome nicht innerhalb der ersten beiden Wochen abschwächen, wird bei Erwachsenen ein Vorgehen nach Richard Bryant (Bryant, Harvey, Dang & Sackville, 1998; Bryant, Sackville, Dang, Moulds & Guthrie, 1999; detaillierte Beschreibung des Vorgehens in Bryant & Harvey, 2000) empfohlen. Als Interventionen nutzt er die zentralen Elemente der KBT. Die Effektstärken dieses Vorgehens liegen mit im Schnitt g = 0,9 weit höher als die des PD oder CISD. Die gute Wirksamkeit der KBT bei der Behandlung der kindlichen PTB lässt erwarten, dass ein ähnliches Vorgehen auch in der Prävention einer PTB erfolgreich sein könnte, Studien hierzu liegen allerdings bislang noch nicht vor.

Bei starker Akutsymptomatik ist KBT hilfreich

Merke:

Wie bei der Behandlung der PTB sollten auch bei der Prävention bzw. der Behandlung einer ABS Bezugspersonen eingebunden werden. Mithilfe des IBS-ICJ für Akute Belastungsstörung (IBS-ICJ) kann frühzeitig das Ausmaß der akuten Symptomatik diagnostiziert werden. Alle Kinder, die infolge einer Traumatisierung an einer ABS erkranken, sollten eine frühzeitige Intervention erhalten, welche dann den Richtlinien der KVT bei Kindern mit PTB im Allgemeinen folgt (indizierte präventive Intervention).

Interventionen bei einer diagnostizierten PTB

Beim Vorliegen einer PTB haben sich die kognitive Verhaltenstherapie (KVT) und das Eye Movement Desensitization and Reprocessing (EMDR; Shapiro, 2001, Hensel und Meusers, 2006) als sehr wirksam erwiesen (NICE, 2005). Aktuell liegen für die kognitive Verhaltenstherapie mehr Studien vor, so dass deren Wirksamkeit besser abgesichert ist. Auch zur narrativen Expositionstherapie (NET; Schauer et al., 2005) wurden in den letzten Jahren eine Reihe von Studien veröffentlicht, so dass diese als viel versprechendes Verfahren gelten kann. Für die Wirksamkeit einiger in der Praxis häufig verwendeter Verfahren (wie spieltherapeutische oder psychodynamische Methoden) stehen bisher ausreichende empirische Belege aus.

KVT und EMDR sind wirksame Interventionsmethoden

Die NICE-Guidelines (2005) empfehlen daher traumafokussierte kognitiv-behaviorale Verfahren zur Behandlung. Dabei gilt allerdings zu bemerken, dass die überwiegende Zahl an Behandlungsstudien für Traumatisierungen nach sexualisierter Gewalt vorliegen und dabei wiederum für das Vorgehen nach Cohen et al. (Cohen, Mannarino & Deblinger, 2006; Deblinger & Helfin, 1996).

Die meisten Behandlungsstudien liegen zum Manual von Deblinger und Helfin vor

Überprüfte Manuale zum Vorgehen bei Kindern unter sieben sind sehr selten. Als das derzeit am besten untersuchte und beschriebene kann das Vorgehen nach Lieberman und Van Horn (2008) gelten. Hier handelt es sich um ein eklektisches Manual, das bindungstheoretische, verhaltenstherapeutische und psychodynamische Aspekte kombiniert.

Im Falle von Großschadenslagen, Katastrophen und Kriegsereignissen kann das übliche einzeltherapeutische Vorgehen aufgrund mangelnder

Ressourcen häufig nicht umgesetzt werden und es kommen gruppentherapeutische Kurzzeitverfahren zur Anwendung (s. das Manual von Smith, Dyregrov & Yule, 2002).

Interventionen bei komplexer Traumafolgestörung

Für die Behandlung schwerster Traumafolgestörungen, bei denen über die PTB-Symptomatik hinaus z. B. Selbstverletzung, immer wiederkehrende Suizidalität, schwere Dissoziation oder eine komorbide Borderline-Persönlichkeitsstörung vorliegen, wird die Anwendung von therapeutischen Strategien aus der Dialektisch-behavioralen Therapie empfohlen (siehe Leitlinie 13). Für deren Wirksamkeit im Einsatz bei Jugendlichen liegen erste, vielversprechende Befunde vor (vgl. Rathus & Miller, 2002; Fleischhaker, Munz, Böhme, Sixt & Schulz, 2006). Bei PTB mit komorbidem Drogenabusus wurden für ein von Najavits beschriebenes Manual („Seeking Safety") positive Befunde beim Einsatz bei adoleszenten Patienten berichtet (Najavits, 2002).

Die meisten Verfahren unterscheiden drei Phasen in der Therapie

Zusammenfassend über die unterschiedlichen Therapieformen hinweg lassen sich innerhalb der effektiven Interventionen in den meisten Fällen drei Phasen unterscheiden:
1. *Stabilisierung,*
2. *Traumabearbeitung und*
3. *Integration*

Je nach Verfahren und psychischem Gesamtzustand des Kindes kommt den verschiedenen Phasen ein unterschiedlicher Stellenwert zu.

Merke:

Die kognitiv-behaviorale Therapie (KBT) gilt bei der PTB im Kindes- und Jugendalter als Behandlung der Wahl, ihre Wirksamkeit ist nachgewiesen.

1.7.2 Befunde zur Wirksamkeit der kognitiven Verhaltenstherapie

In mittlerweile neun kontrollierten und randomisierten Studien wurde die gute und langfristige Wirksamkeit der KBT bei posttraumatischer Symptomatik belegt. Tabelle 7 zeigt die Studien im Überblick. Die Effektstärken für die KBT-Bedingungen bezüglich der kindlichen Symptomatik sind gut bis sehr gut (z. B. $g = 0{,}98$ bei King et al., 2000) und durchaus mit den in der Behandlung von erwachsenen Patienten erzielten vergleichbar.

Die Untersuchung der an der Behandlung beteiligten Eltern zeigt, dass auch hier eine Reduktion von Belastung, von depressiver und ängstlicher

Tabelle 7: Übersicht über Effektivitätsstudien zur KBT bei PTB im Kindes- und Jugendalter

Studie	Trauma	Stichprobe	Behandlungsbedingungen Anzahl der Sitzungen	Untersuchte Variablen	Ergebnisse
Berliner & Saunders, 1996	Sex. Ausbeutung; keine Angabe über Zeit seit dem Trauma	N = 80 9 Jungen, 71 Mädchen, Alter: 4–13 M = 8.0 Jahre	Gruppentherapie mit spezifischen auf Angst und Furcht abzielenden Therapieelementen: Stressimpfungs-training + graduierte Exposition vs. Standard-Gruppentherapie 10 Sitzungen über 10 Wochen	Allgemeine Belastung, Depression PTB-Symptome	Verbesserung in beiden Gruppen Kein Unterschied zwischen den Gruppen
Celano et al., 1996	Sex. Ausbeutung Missbrauch liegt zwischen 1–26 Monate zurück	N = 32 Mädchen, Alter: 8–13 Jahre, M = 10,5 Jahre	Individuelle supportive Therapie in Kombination mit Behandlung der weiblichen Bezugsperson vs.kognitive Intervention (basierend auf Finkelhor Modell) in Kombination mit Behandlung der weiblichen Bezugsperson 8 Sitzungen über 8 Wochen	Kind: Allgemeine Belastung, PTB-Symptome Mutter: Unterstützung und Attribution	Verbesserung in beiden Gruppen Kein Unterschied zwischen den Gruppen
Chemtob et al., 2002	Naturkatastrophe Zwei Jahre danach	N = 214; 152 Mädchen; 97 Jungen, Alter: 6–12 M = 8,2 Jahre	KBT-Gruppenintervention vs. KBT-individuelle Intervention vs. Wartekontrollgruppe 4 Sitzungen in 4 Wochen	PTB-Symptomatik	Individuelle KBT = Gruppenintervention KBT > Wartekontrollgruppe
Cohen, Deblinger, Mannarino & Steer, 2004, Deblinger et al., 2006	Sex. Ausbeutung und bei 90 % der Kinder weitere Ereignisse Im Mittel 12 Monate nach letztem Missbrauch	N = 203 Kinder und N = 189 Bezugspersonen Alter: 8–14 M = 10,8	KBT vs. kindzentrierte Therapie 12 Doppelstunden (je eine für Kind, eine für Bezugsperson)	Kinder: PTB-Symptome, Depression, Allgemeine Belastung Eltern: Depression, emot. Reaktion, Erziehungsstil	KBT > kindzentrierter Therapie
Cohen & Mannarino, 1996a, 1997	Sex. Ausbeutung nicht länger als 6 Monate seit Traumaende	N = 67 42 % Jungen, 58 % Mädchen Alter: 2–7 M = 4,7 Jahre	KBT-Kind und Elternteil vs. nondirektive unterstützende Behandlung 12 Sitzungen	Allgemeine Belastung, PTB-Symptome	KBT > nondirektive unterstützende Behandlung

Fortsetzung Tabelle 7

Studie	Trauma	Stichprobe	Behandlungsbedingungen Anzahl der Sitzungen	Untersuchte Variablen	Ergebnisse
Cohen & Mannarino, 1998	Sex. Ausbeutung innerhalb von 6 Monaten nach letztem Ereignis	N = 49 15 Jungen, 34 Mädchen Alter: 7–14 M = 11.1 Jahre	KBT-Kind und Eltern vs. nondirektive unterstützende Behandlung 12 Sitzungen	Allgemeine Belastung, PTB-Symptome	KBT > nondirektive unterstützende Behandlung
Cohen, Mannarino, Knudsen, 2005	Sex. Ausbeutung Zeit nicht berichtet	N = 82 56 Mädchen, 26 Jungen Alter: 8–15 M = 11,4	KBT vs. Kindzentrierte unterstützende Therapie 12 Sitzungen	PTB-Symptome, Depression, Angst, sexualisiertes Verhalten	KBT > kindzentrierte unterstütztende Intervention
Deblinger, Steer & Lippmann 1996; Deblinger, Steer & Lippmann, 1999a	Sex. Ausbeutung bei 66 % Miss-brauch beendet innerhalb der letzten 6 Monate	N = 90 17 % Jungen, 83 % Mädchen, Alter: 7–13 M = 9,84	KBT Eltern vs. KBT-Kind vs. KBT Eltern und Kind vs. Standardberatung	PTB-Symptome, Depression, Allgemeine Belastung	KBT-Eltern = KBT-Kind = KBT Eltern und Kind > Standardberatung
King et al., 2000	Sex. Ausbeutung 54 Monate seit Traumaende	N = 36; 31 % Jungen, 69 % Mädchen, Alter: 5–17 M = 11,5	KBT-Kind vs. KBT Kind und Mutter vs. Warteliste 20 Sitzungen	PTB-Symptome, Angst	KBT-Kind = KBT-Eltern und Kind > Warteliste
Stein et al., 2003	Gewalt keine Info zu Zeitabstand	N = 126 71 Mädchen, 55 Jungen Alter 11 Jahre	KBT in Gruppe vs. Wartekontrollgruppe 10 Sitzungen schulbasiert	PTB-Symptome, Depression Eltern: psychosoziale Probleme Lehrer: Schul-probleme	KBT > Wartegruppe

Anmerkung: KBT = Kognitiv-behaviorale Therapie; PTB = Posttraumatische Belastungsstörung

Symptomatik zu beobachten ist. Auch die langfristige Wirksamkeit der Interventionen scheint gesichert zu sein bei Katamnesen bis zu 24 Monaten (Berliner & Saunders, 1996; Deblinger, Steer & Lippmann, 1999a).

1.7.3 Prädiktoren für den Behandlungserfolg psychotherapeutischer Interventionen

Da die Zahl der empirischen Studien zur Wirksamkeit der KBT bei PTB bei Kindern und Jugendlichen noch so gering ist, sind bislang nur erste Aussagen zu Prädiktoren des Behandlungserfolges möglich. Cohen und Mannarino (1998, 2000) fanden, dass der Behandlungserfolg bei 7- bis 14-jährigen Kindern, welche sexuellen Missbrauch erlebt hatten, negativ mit ungünstigen Attributionen zum Missbrauch und positiv mit dem Ausmaß elterlicher Unterstützung assoziiert war. In einer anderen Studie derselben Autoren an Kindern im Vorschulalter nach sexuellem Missbrauch prädizierte das Ausmaß elterlicher Psychopathologie den Behandlungserfolg: Er war umso geringer, je depressiver und emotional belasteter die Eltern sich fühlten (Cohen & Mannarino, 1996b).

Merke:

Elterliche Unterstützung und elterliche Psychopathologie sind Prädiktoren des Behandlungserfolges bei der KBT.

1.7.4 Pharmakotherapie

Pharmakotherapie kaum untersucht

Aktuell liegen Metaanalysen zur Pharmakotherapie nur für Erwachsene vor. So untersuchten Stein, Ipser und Seedat (2006) im Rahmen einer Cochrane-Analyse die Wirksamkeit der Pharmakotherapie bei der PTB. Selektive Serotonin-Wiederaufnahmehemmer zeigten die beste Wirksamkeit. Generell zeigt sich in der Behandlung erwachsener Patienten, dass die Effektstärken der Phamakotherapie denen der Psychotherapie unterlegen sind. Zur pharmakotherapeutischen Behandlung der PTB im Kindes- und Jugendalter liegt bislang nur eine kontrollierte und randomisierte Studie vor: Cohen, Mannarino, Perel und Staron (2007) verglichen eine Kombinationsbehandlung von KBT und Sertralin mit KBT und Placebo. Dabei zeigte sich nur eine marginale Überlegenheit der Kombinationsbehandlung mit Sertralin gegenüber der KBT allein. Kritisch anzumerken ist allerdings, dass in dieser Studie von 108 geeigneten Patienten nur insgesamt 22 randomisiert werden konnten. Entsprechend vorsichtig sollten die Ergebnisse dieser Studie bewertet werden. In den NICE-Guidelines (NICE, 2005) wird sogar – aufgrund des Mangelns an empirischer Evidenz – vom Einsatz psychotroper Medikation bei der Behandlung der PTB bei Kindern und Jugendlichen abgeraten.

2 Leitlinien

Die Leitlinien zur Diagnostik und Therapie der PTB orientieren sich aufgrund der eindeutigen Datenlage zur Wirksamkeit an einem kognitiv-behavioralen Vorgehen. Im Zentrum steht dabei die traumafokussierte Intervention, wie sie von Cohen, Deblinger und Mannarino beschrieben wurde (vgl. Cohen, Mannarino & Deblinger, 2006; Deblinger & Heflin, 1996). Bei der Behandlung schwerer Traumafolgestörungen, die mit komorbider Symptomatik oder Störungen einhergehen, wird diese durch weitere Verfahren ergänzt, wie z. B. Elemente der Dialektisch Behavioralen Therapie nach Linehan (vgl. Miller, Rathus & Linehan, 2007).

2.1 Leitlinien zur Diagnostik

Grundlage für die spezifische Diagnostik einer PTB und anderer Traumafolgestörungen ist die allgemeine Diagnostik bei Kindern und Jugendlichen, wie sie im Leitfaden zur Diagnostik psychischer Störungen im Kindes- und Jugendalter formuliert ist (vgl. Döpfner & Petermann, 2008). Bei der Diagnostik der Folgen einer Traumatisierung beim Kind gilt es drei Bereiche zu berücksichtigen:

- das prätraumatische Funktionsniveau des Kindes,
- das traumatische Ereignis selbst und
- dessen Folgen für das Kind und seine Umwelt.

Empfehlenswert ist dabei die Nutzung aller verfügbaren Informationsquellen: Kind und Eltern, Lehrer, Verhaltensbeobachtung in Schule oder häuslichem Umfeld, medizinische Akten und Informationen sowie Berichte von Zeugen. Um ein offenes und für die Einleitung der Intervention positives Gesprächsklima herbeizuführen, ist bei allen Aspekten der Exploration und Diagnostik die Leitlinie 11 zur Gesprächsführung und Beziehungsgestaltung mit dem Kind und den Eltern zu beachten.

Die Befragung von Bezugspersonen und Kindern in strukturierten Interviews empfiehlt sich, um alle Symptome angemessen erfragen zu können

Zur Klärung der Diagnose PTB wird bei Kindern generell der Einsatz von strukturierten Interviews (Nader, 1997) empfohlen. Symptome wie Intrusionen können nur aus der subjektiven Sicht des Kindes erfasst werden, während besser objektivierbare Symptome wie erhöhte Irritabilität oder Aggressivität, Ängstlichkeit oder regressives Verhalten teilweise besser in der Fremdbeurteilung zugänglich sind. Sie können von Eltern oder Lehrern im Interview (eine getrennte Befragung von Eltern und Kind wird empfohlen) bzw. vom Diagnostiker in der direkten Beobachtung erhoben werden. Eltern und Lehrer neigen allerdings laut empirischer Studien dazu, die Belastung der Kinder im Vergleich zu deren eigenen Angaben grob zu unterschätzen (vgl. z. B. Korol, Green & Gleser, 1999).

Merke:

Zusammenfassend lässt sich feststellen: Kinder und Jugendliche berichten mehr internalisierende Probleme; Eltern und Bezugspersonen berichten eher externalisierende Probleme.

Bei sexualisierter Gewalt spielt offensichtlich auch die von den Eltern eingeschätzte Glaubwürdigkeit des Kindes eine Rolle: Mütter gaben die PTB-Symptomatik des Kindes als umso höher an, je glaubwürdiger sie dessen Äußerungen fanden (Deblinger, Taub, Maedel, Lippmann & Stauffer, 1997). Dies zeigt, wie wichtig eine umfassende Anamnese bei Kind und Eltern ist. Problematisch ist auch, dass Kinder es aus verschiedensten Gründen sehr schwierig finden können, über das Erlebte und ihre psychischen Symptome zu sprechen. So kann es z. B. sein, dass sie Eltern und Familie nicht weiter belasten wollen. Es empfiehlt sich also, Eltern und Kinder getrennt zu befragen, sobald ein vertrauensvoller Kontakt zum Kind besteht.

Offenes Interview zu Beginn der Diagnostik

Bei der Darstellung der traumatischen Ereignisse sollte das Kind zunächst Gelegenheit haben, selbst zu erzählen, bevor der Therapeut detaillierte Fragen zu den Geschehnissen stellt. Bei jüngeren Kindern können die traumatischen Erfahrungen erfasst werden, indem man das Kind bittet, ein Bild zu malen, zu dem es eine Geschichte erzählen kann oder die Geschehnisse mit Puppen nachzuspielen. Diagramme, Pläne oder Zeichnungen können hilfreich sein (z. B. bei Traumatisierung im Klassenzimmer ein Plan, wer wo saß etc.). Während das Kind erzählt, sollte der Therapeut verbale Prompts benutzen („Was ist als nächstes passiert? Wie fühltest du dich dabei? Was kam dann?"). Wichtig ist auch, das Kind zu fragen, welcher Teil der Geschehnisse am schlimmsten war (bisweilen mag z. B. eine schmerzhafte medizinische Behandlung in der Klinik als belastender wahrgenommen worden sein als das eigentliche Trauma). Schon während der Exploration des Traumas sollte der Therapeut das Kind für seinen Mut loben, darüber zu sprechen. Therapierelevant ist neben der Erfassung der Psychopathologie auch die möglicher dysfunktionaler Kognitionen und kognitiver Vermeidung. Instrumente und Vorgehensweisen hierzu werden unter dem Punkt Leitlinien zur Behandlung dargestellt.

Vorsichtiges Vorgehen bei der Befragung jüngerer Kinder ist zu empfehlen

Probleme bereitet die Diagnostik von Traumatisierung in der frühen Kindheit. Zwar gibt es empirische Belege für das nonverbale Erinnern bezogen auf traumatische Ereignisse vor dem Alter von zwei Jahren, aber die frühesten verbal zugänglichen autobiografischen Erinnerungen findet man im Schnitt jedoch erst für das Alter ab ca. drei Jahren und in fragmentarischer Weise (vgl. Pillemer, 1998). Das autobiografische Gedächtnis von Kindern scheint anfällig für Verzerrungen und Suggestion zu sein (vgl. z. B. Eisen, Goodman, Qin, Davis & Crayton, 2007). Auch speziell trainierte Psychologen konnten nicht reliabel trennen zwischen Narrationen von Kindern, die auf wahren Erlebnissen und solchen, die auf vorausgehender Suggestion beruhten (Ceci, Loftus, Leichtman & Bruck, 1994). Vorsichtige Zurückhaltung sowie verantwortungsvolle Interviewtechniken (offene Fragen, statt Informationen vorgebende Suggestivfragen) sind bei der Diagnostik von Traumatisierung im Kindesalter dringend geboten.

Tabelle 8 gibt eine Übersicht über die Leitlinien zur Diagnostik und Verlaufskontrolle.

Tabelle 8: Übersicht über Leitlinien zur Diagnostik und Verlaufkontrolle

L1	Exploration des Patienten, der Eltern und anderer Personen
L2	Klärung der Diagnose(n) und der Differenzialdiagnose
L3	Standardisierte Maße zur Erfassung des Schweregrades der PTB-Symptomatik
L4	Information über das Ergebnis der Diagnostik für Kind und Eltern und Therapieempfehlung
L5	Verlaufskontrolle und Qualitätssicherung

2.1.1 Exploration des Patienten, der Eltern und anderer Personen

Leitlinie 1 enthält die Empfehlungen zur Exploration des Patienten, der Eltern und anderer Personen wie z. B. Lehrer, Pflegeeltern, Ärzte oder Erzieher – in Anlehnung an March, Amaya-Jackson und Pynoos (1997) und Perrin und Kollegen (2000). Je nach Symptomatik und Situation des Kindes sind für die Durchführung der Diagnostik 2 bis 5 Sitzungen zu veranschlagen.

L1 **Leitlinie 1: Exploration des Patienten, der Eltern und anderer Personen**

Die Exploration sollte sich an folgendem umfassenden Diagnoseleitfaden orientieren:

	Erhebungen beim Kind	Erhebungen bei Eltern/Pflegepersonen	Erhebungen aus anderen Quellen
Einführung	– Vorstellungsanlass aus Sicht des Kindes	– Vorstellungsanlass aus Sicht der Eltern	– Vorstellungsanlass aus Sicht anderer Personen
	– Kontextbedingungen der Vorstellung	– Kontextbedingungen der Vorstellung	– Kontextbedingungen der Vorstellung

	Erhebungen beim Kind	**Erhebungen bei Eltern/Pflegepersonen**	**Erhebungen aus anderen Quellen**
Aktuelle und frühere psychiatrische Symptomatik bei Kind und Eltern	– gegenwärtige und frühere Diagnose(n) des Kindes nach DSM oder ICD, gegenwärtige allgemeine psychopathologische Symptomatologie	– gegenwärtige und frühere Diagnose(n) des Kindes nach DSM oder ICD, gegenwärtige allgemeine psychopathologische Symptomatologie	– gegenwärtige und frühere Diagnose(n) des Kindes nach DSM oder ICD, gegenwärtige allgemeine psychopathologische Symptomatologie
		– gegenwärtige und frühere Diagnose(n) der Eltern nach DSM oder ICD, gegenwärtige allgemeine psychopathologische Symptomatologie, Drogenanamnese der Eltern, psychische Erkrankungen in der biologischen Herkunftsfamilie des Kindes	
	– Schweregrad der PTB-Symptomatik und komorbider Symptomatik in der Selbsteinschätzung des Kindes	– Schweregrad der PTB-Symptomatik und komorbider Symptomatik in der Einschätzung durch die Eltern	
	– Veränderungen in motorischen, kognitiven oder sonstigen Leistungen seit der Traumatisierung (Fehltage in der Schule, Notendurchschnitt vor und nach dem Trauma, Hobbies vor und nach dem Trauma, Häufigkeit des Kontaktes mit anderen Kindern vor und nach dem Trauma)	– Veränderungen in motorischen, kognitiven oder sonstigen Leistungen seit der Traumatisierung (Fehltage in der Schule, Notendurchschnitt vor und nach dem Trauma, Hobbies vor und nach dem Trauma, Häufigkeit des Kontaktes mit anderen Kindern vor und nach dem Trauma)	– Veränderungen in motorischen, kognitiven oder sonstigen Leistungen seit der Traumatisierung

	Erhebungen beim Kind	Erhebungen bei Eltern/Pflegepersonen	Erhebungen aus anderen Quellen
Aktuelle und frühere psychiatrische Symptomatik bei Kind und Eltern		– Schwangerschaftsverlauf und Geburt des Kindes	
		– Verhalten und Entwicklung des Kindes als Kleinkind, in Kindergarten und Schule	– Verhalten und Entwicklung des Kindes in Kindergarten und Schule
Medizinische Anamnese	– Medizinische Anamnese, somatischer Befund	– Medizinische Anamnese, Entwicklungsverlauf des Kindes auf motorischem, kognitivem, sozialem und emotionalem Gebiet	– Medizinische Anamnese, Entwicklungsverlauf des Kindes auf motorischem, kognitivem, sozialem und emotionalem Gebiet
Traumaanamnese	– Objektive Merkmale des Traumas (wie Ablauf der Geschehnisse, körperliche Verletzungen des Kindes und anderer Beteiligter)	– Objektive Merkmale des Traumas (wie Ablauf der Geschehnisse, körperliche Verletzungen des Kindes und anderer Beteiligter)	– Objektive Merkmale des Traumas (wie Ablauf der Geschehnisse, körperliche Verletzungen des Kindes und anderer Beteiligter) – Befragung von Zeugen, Polizeiprotokolle, medizinische Akten etc.
	– Subjektive Merkmale des Traumas (wie Emotionen während der Traumatisierung, Bewertung des Traumas als lebensbedrohlich, Attribution des Geschehens, Dissoziation während der Traumatisierung, Reaktion der Eltern aus Sicht des Kindes)	– Subjektive Merkmale des Traumas (wie Emotionen während der Traumatisierung, Bewertung des Traumas als lebensbedrohlich, Attribution des Geschehens, Dissoziation während der Traumatisierung, Reaktion des Kindes aus Elternsicht, Reaktion der Eltern)	
	– Stimuli, die die Erinnerung an die Traumatisierung auslösen können	– Stimuli, die die Erinnerung an die Traumatisierung auslösen können	

	Erhebungen beim Kind	**Erhebungen bei Eltern/Pflegepersonen**	**Erhebungen aus anderen Quellen**
Trauma-anamnese	– Sekundäre Emotionen, die mit dem Trauma in Verbindung stehen (wie Schuld und Verantwortung, Ärger, spezifische neue Ängste)	– Sekundäre Emotionen, die mit dem Trauma in Verbindung stehen (wie Schuld und Verantwortung, Ärger, spezifische neue Ängste)	
	– Dysfunktionale Kognitionen zum Trauma und seinen Folgen	– Dysfunktionale Kognitionen zum Trauma und seinen Folgen	
	– Wichtige Lebensereignisse vor und nach der Traumatisierung	– Wichtige Lebensereignisse vor und nach der Traumatisierung	
		– Elterliche Sichtweise der Traumatisierung (Verursachung, Vorhersehbarkeit etc.) und angemessene Bewältigung	
Bisherige Behandlungen	– Bisherige pharmakotherapeutische, medizinische, psychotherapeutische und psychiatrische Behandlungen	– Bisherige pharmakotherapeutische, medizinische, psychotherapeutische und psychiatrische Behandlungen	– Bisherige pharmakotherapeutische, medizinische, psychotherapeutische und psychiatrische Behandlungen
Anamnese bisheriger (dysfunktionaler und funktionaler) Bewältigungsstrategien	– Strategien kognitiver Vermeidung der traumatischen Erinnerungen	– Strategien kognitiver Vermeidung der traumatischen Erinnerungen	
	– Selbstschädigendes Verhalten oder Hochrisikoverahlten beim Kind, Suizidalität, Drogenanamnese	– Selbstschädigendes Verhalten oder Hochrisikoverahlten beim Kind, Suizidalität, Drogenanamnese	
	– Elterliche Reaktionen auf die Symptomatik des Kindes, Verstärkerbedingungen (wird dysfunktionales Verhalten verstärkt?)	– Elterliche Reaktionen auf die Symptomatik des Kindes, Verstärkerbedingungen (wird dysfunktionales Verhalten verstärkt?)	

	Erhebungen beim Kind	**Erhebungen bei Eltern/Pflegepersonen**	**Erhebungen aus anderen Quellen**
Anamnese zum Umfeld von Kind und Familie	– Funktionsniveau des Kindes (in Schule, Familie und Sozialkontakten)	– Funktionsniveau des Kindes (in Schule, Familie und Sozialkontakten)	– Funktionsniveau des Kindes (in Schule, Familie und Sozialkontakten)
	– Evtl. Trauer über den Verlust von Familienmitgliedern oder Freunden	– Evtl. Trauer über den Verlust von Familienmitgliedern oder Freunden	
		– Genaue Informationen zu Familie und erweiterter Familie, finanzieller und sozialer Lage der Familie, Wohnsituation	
Kognitives Leistungsniveau	– Kognitives Leistungsniveau des Kindes	– Kognitives Leistungsniveau des Kindes	– Kognitives Leistungsniveau des Kindes
Erziehungsstil	– Erziehungsstil der Eltern und Familienklima	– Erziehungsstil der Eltern und Familienklima	
	– Soziale Unterstützung für das Kind (wie elterlicher Erziehungsstil, Umgang der Eltern mit der Traumatisierung, Beziehungsqualität der Eltern, Beziehungen zu Geschwistern)	– Soziale Unterstützung für das Kind (wie elterlicher Erziehungsstil, Umgang der Eltern mit der Traumatisierung, Beziehungsqualität der Eltern, Beziehungen zu Geschwistern) – Soziale Unterstützung für die Eltern	– Soziale Unterstützung, für das Kind (wie elterlicher Erziehungsstil, Umgang der Eltern mit der Traumatisierung, Beziehungsqualität der Eltern, Beziehungen zu Geschwistern)
	– Selbstbild des Kindes (wie erlebte Selbstwirksamkeit)		
Ressourcen von Kind und Familie	– Soziale Fertigkeiten des Kindes (generell und bezogen auf die Traumatisierung)	– Soziale Fertigkeiten des Kindes (generell und bezogen auf die Traumatisierung)	– Soziale Fertigkeiten des Kindes (generell und bezogen auf die Traumatisierung)

	Erhebungen beim Kind	Erhebungen bei Eltern/Pflegepersonen	Erhebungen aus anderen Quellen
Ressourcen von Kind und Familie	– Stärken des Kindes und der Familie	– Stärken des Kindes und der Familie	– Stärken des Kindes und der Familie
	– Interessen des Kindes, Hobbies, Freizeitaktivitäten	– Interessen der Eltern, Hobbies, Freizeitaktivitäten	

Berücksichtigung von Risikofaktoren ist notwendig

Die meisten der erwähnten Punkte werden im freien Anamnesegespräch erfasst. Bei einzelnen Punkten ist der Einsatz strukturierter oder standardisierter Messverfahren notwendig oder sinnvoll, so z. B. bei der Erfassung der kognitiven Leistungsfähigkeit des Kindes (vgl. auch die Leitlinien zur Diagnoseklärung und zum Erfassen des Schweregrades der Symptomatik). Die in Tabelle 5 aufgeführten Risikofaktoren sollten in der Anamnese berücksichtigt werden, da eine Kombination mehrerer Faktoren eine PTB wahrscheinlicher macht.

Die Leitlinien umfassen die wichtigsten Aspekte des Erlebens und Verhaltens des Patienten und der Eltern, die für die Planung und Gestaltung der Behandlung einer PTB relevant sind. Nicht behandelt sind Vernetzungsaspekte, die im individuellen Fall berücksichtigt werden müssen. Dies kann etwa das Jugendamt, aber auch Gerichte, Polizei und andere Institutionen und Personen betreffen.

2.1.2 Klärung der Diagnose(n) und der Differenzialdiagnose

Entscheidungsbäume und strukturierte klinische Interviews helfen bei der Diagnosestellung

Leitlinie 2 gibt Empfehlungen zur Klärung von Diagnosen und Differenzialdiagnosen. Abbildung 3 zeigt zusammenfassend den an der ICD-10 orientierten Entscheidungsbaum, den die Deutsche Gesellschaft für Kinder- und Jugendpsychiatrie im Rahmen der von ihr entwickelten AWMF-Leitlinien zu Reaktionen auf schwere Belastungen und Anpassungsstörungen vorgelegt hat (Deutsche Gesellschaft für Kinder- und Jugendpsychiatrie und Psychotherapie, 2007). Die Gefahr des Pathologisierens einer sich noch im Bereich des Normalen bewegenden posttraumatischen Anpassung, die bei der Anwendung der eher unscharfen ICD-10-Kriterien durchaus gegeben ist, sollte jedoch bei der Diagnostik nach ICD berücksichtigt werden.

Generell sollten zur Erfassung der Diagnosen und zur differenzialdiagnostischen Abklärung immer sowohl der Patient selbst als auch die Eltern befragt werden. Die Anwendung von strukturierten klinischen Interviews mit dokumentierter Validität und Reliabilität zum Erfassen der

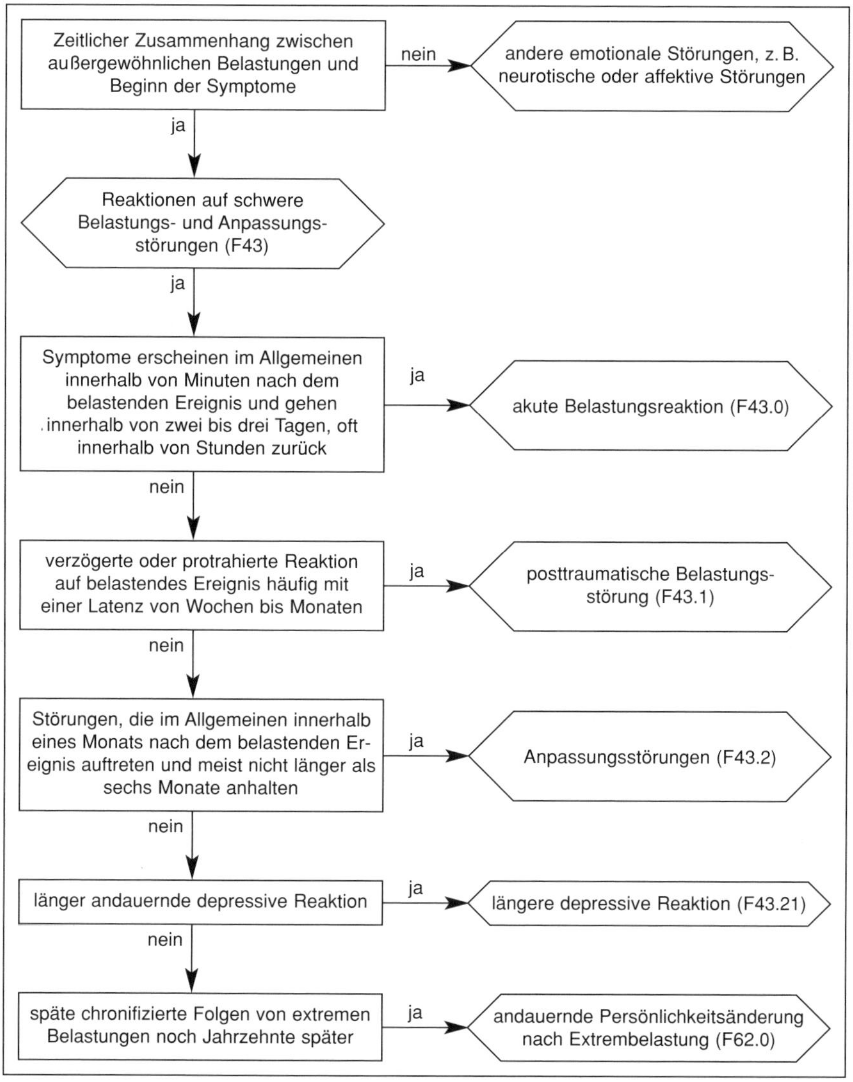

Abbildung 3: Diagnostischer und differenzialdiagnostischer Entscheidungsbaum zu Reaktionen bei schweren Belastungen und Anpassungsstörungen (Deutsche Gesellschaft für Kinder- und Jugendpsychiatrie und Psychotherapie u. a., 2007)

Hilfreiche Materialien

- Die *Checkliste zur Akuten Belastungsstörung (CAB)* von Frühe, Kultalahti und Rosner (2007) findet sich in M01 (vgl. Kapitel 4, S. 108). Mit der Checkliste können Symptome einer Akuten Belastungsstörung bei Kindern und Jugendlichen im Alter von 8 bis 18 Jahren erhoben werden. Mehrfache Antworten aus den unterschiedlichen Bereichen Dissoziation, Intrusion, Vermeidung und Übererregung aus der Kategorie „oft/stimmt genau“ deuten auf eine hohe akute Symptomatik hin und die Entwicklung einer PTB ist wahrscheinlich.

Diagnosen wird dringend empfohlen. Zwar bedürfen sie der Einarbeitung, gewährleisten jedoch eine umfassende Diagnostik (schützen z. B. vor dem Übersehen von Diagnosen).

Die international gebräuchlichen PTB-Kriterien wurden auf der Basis der Symptomatik Erwachsener entwickelt, sie spiegeln nicht in angemessener Weise die komplexen Reaktionen im Kindes- und Jugendalter wider und bedürfen diesbezüglich einer Revision. Manche der Symptome setzen introspektive Fähigkeiten, Selbsteinschätzungen und eine Verbalisierung derselben voraus, die entwicklungsbedingt gerade von Kindern so nicht geleistet werden können. Daher wird an dieser Stelle die Angemessenheit dieser Kriterien kritisch diskutiert.

L2 Leitlinie 2: Klärung der Diagnose(n) und der Differenzialdiagnose

Klärung der Diagnose PTB bei Vorschulkindern:

- Exploration von Eltern und Kind.
- Verwendung von altersangemessenen Diagnosekriterien.
- Empfehlenswert: Diagnosekriterien nach Scheeringa, Wright, Hunt und Zeanah (2006), die mit einem von Graf, Irblich und Landolt (im Druck) publizierten Interview erfasst werden können. Das Interview wird in der Regel im Beisein der Mutter bzw. der nächsten Bezugsperson durchgeführt.

Klärung der Diagnose PTB bei Kindern ab 6 Jahren:

- Befragung von *Eltern und Kind auf der Basis strukturierter klinischer Interviews.*
- Empfehlenswert zur Befragung des Kindes: Interviews zu posttraumatischen Belastungsstörungen bei Kindern und Jugendlichen (IBS-KJ, Steil & Füchsel, 2006). Das Interview wird in der Regel im Beisein der Mutter bzw. der nächsten Bezugsperson durchgeführt.
- Empfehlenswert zur Befragung der Eltern: Diagnostisches Interview für psychische Störungen im Kindes- und Jugendalter (Kinder-DIPS; Unnewehr, Schneider & Margraf, 1995; Cave: Gütekriterien für das Erfassen der Diagnose PTB sind hier nicht bekannt).

Klärung des Vorliegens einer komplexen Traumafolgestörung:

- Hier liegen für den Einsatz bei Kindern und Jugendlichen derzeit keine Instrumente vor.
- Daher bei der Exploration das Erfragen von Symptomen wie Selbstverletzung, Dissoziation, Hochrisikoverhalten, Suizidalität und die Diagnose komorbide vorliegender typischer Störungen wie Substanzmissbrauch etc. nicht vergessen!

Klärung der Komorbidität und Differenzialdiagnostik:

- Zur Erfassung komorbider Störungen bzw. zur Abklärung möglicher Differenzialdiagnosen empfehlen sich strukturierte klinische Interviews, wie z. B. das diagnostische Interview für psychische Störungen im Kindes- und Jugendalter (Kinder-DIPS, Unnewehr, Schneider & Margraf, 1995) für Kinder ab 6 Jahren oder auch das Diagnostik-System für Psychische Störungen nach ICD-10 und DSM-IV für Kinder und Jugendliche-II (DISYPS-II; Döpfner, Görtz-Dorten & Lehmkuhl, 2008).

Klärung der Komorbidität und Differenzialdiagnostik:
– Mögliche komorbide, aber auch Differenzialdiagnosen: affektive Störungen, Angststörungen, psychotische Störungen, Borderline-Persönlichkeitsstörung oder -akzentuierung, Anpassungsstörung, Folgen von Kopfverletzungen, hyperkinetische oder aggressive Störungen, prolongierte oder traumatische Trauer, Essstörungen, oppositionelles Trotzverhalten etc.
Ausführliche therapiebezogene Eingangsdiagnostik:
– Eine genaue Erfassung von Art und Ausmaß der Intrusionen, den mit den Intrusionen verbundenen Gefühlen, Gedanken und Reaktionen dient der Vorbereitung der Behandlung.

2.1.2.1 Klärung der Diagnose(n) bei Vorschulkindern

Das DSM-IV-TR spezifiziert – im Gegensatz zur ICD-10 – einige Besonderheiten der PTB-Symptomatik (nicht der Akuten Belastungsstörung) im Kindesalter – jedoch nur hinsichtlich des subjektiven Erlebens des Traumas, der Intrusionssymptome und der emotionalen Taubheit (vgl. Saß, Wittchen & Zaudig, 1994, S. 489, S. 491). Bei Vorschulkindern äußern sich die Folgen einer Traumatisierung anders als bei Jugendlichen. Deren Belastung kann sich vorwiegend in Störungen des Affektes, einer Dysregulation des Essens oder des Schlafens oder des Sozialverhaltens zeigen (Bingham & Harmon, 1996). Insbesondere das sogenannte A2-Kriterium ist bei Vorschulkindern und möglicherweise auch noch später nicht anwendbar. Je jünger die Kinder, desto stärker hängt die Reaktion der Kinder von den emotionalen Reaktionen der erwachsenen Bezugspersonen auf das Ereignis ab (vgl. Kapitel 2.2.2).

Bei Vorschulkindern sollten andere Kriterien verwendet werden

Kriterien: Die Arbeitsgruppe um Scheeringa (Scheeringa et al., 2003, 2005, Scheeringa, Wright, Hunt & Zeanah, 2006) hat in einer Reihe von Studien versucht, die PTB-Kriterien für Kinder zu adaptieren, wobei die von ihnen untersuchten Anpassungen auf drei Ebenen angesiedelt sind:
a) inhaltlich,
b) formal (d. h. hinsichtlich der Zahl der geforderten Symptome),
c) auf die Informationsquelle bezogen.

Inhaltliche Aspekte: Hier wurden einerseits zusätzliche Kriterien erfasst (siehe Tabelle 1, neue und plötzlich auftretende Trennungsangst, aggressives Verhalten und Ängste) und andererseits verschiedene Verknüpfungsregeln zwischen den Symptomgruppen überprüft. Die neuen zusätzlichen Kriterien zeigten sich dabei zwar als sensitiv, aber als wenig spezifisch, so dass sie von den Autoren nicht für eine formale Aufnahme in den PTB-Kriterienkatalog empfohlen werden. Aufgrund der hohen Sensitivität kann man im klinischen Kontext diese zusätzlichen Symptome als Hinweis darauf nehmen, die typischen PTB-Symptome abzu-

Einzelne Symptome haben bei Kindern andere Ausprägungen

fragen. Weiterhin stellten die Autoren aufgrund der limitierten kognitiven und sprachlichen Fähigkeiten in früher Kindheit und der mangelnden Zugänglichkeit für eine Verhaltensbeobachtung die Brauchbarkeit von sechs DSM-IV-Kriterien in Frage, bzw. adaptieren sie altersspezifisch (A2: das subjektive Erleben des Traumas mit Furcht, Hilflosigkeit und Entsetzen (ist bei präverbalen Kindern nicht erfassbar); C1, C2: Bemühungen, mit dem Trauma verknüpfte Gedanken, Gefühle, Aktivitäten, Orte oder Menschen zu vermeiden; C3: Unfähigkeit, sich an wichtige Aspekte der Traumatisierung zu erinnern; C7: Gefühl einer verkürzten Zukunft; F: klinisch bedeutsame Beeinträchtigung in wichtigen Lebensbereichen). Unverändert übernehmen sie das objektive Traumakriterium (A1), Hypervigilanz (D4) und übersteigerte Schreckhaftigkeit (D5). Für die verbleibenden DSM-IV-Kriterien schlagen sie Veränderungen vor, welche eine Diagnostizierbarkeit durch Verhaltensbeobachtung gewährleisten. Beispiele sind posttraumatisches, kompulsives und wiederkehrendes Spiel, welches nicht zu einer Minderung von Angst beiträgt und weniger elaboriert und imaginativ ist als andere Spiele (statt wiederkehrende Erinnerungen an das Ereignis, B1); Episoden mit objektiven Kennzeichen von Flashbacks oder Dissoziation (statt handeln oder fühlen, als ob das Trauma wiedergekehrt sei, B3); Einschränkung des Spielverhaltens (statt vermindertem Interesse an Aktivitäten, die vor der Traumatisierung wichtig waren, C4); sozialer Rückzug (statt des Gefühls der Entfremdung von anderen, C5); nächtliche Furcht, Probleme mit dem Einschlafen und nächtliches Erwachen (statt Ein- und Durchschlafschwierigkeiten, D1).

Für die Diagnose genügt jeweils ein Symptom aus dem Bereich Intrusion, Vermeidung und Übererregung

Formale Aspekte: Bezüglich der Verknüpfungsregeln zeigte sich, dass insbesondere die drei im DSM-IV geforderten Vermeidungssymptome bei Kindern zu einer massiven Unterschätzung der PTB-Diagnose führen. Als optimalen Algorithmus für eine PTB-Diagnose bei Vorschulkindern ermittelten die Autoren jeweils *ein Intrusionssymptom, ein Vermeidungssymptom und ein Übererregungssymptom.* Auch die prädiktive Validität für diesen Algorithmus ist zufriedenstellend (Scheeringa et al., 2005). Bedenklich ist allerdings, dass trotz der verbesserten Kriterien in dieser Studie etwa doppelt bis dreimal so viele Kinder mindestens ein Beeinträchtigungskriterium erfüllten als eine PTB-Diagnose erhielten. Diese Kinder würden dann nach DSM-IV in die Kategorie „NNB“ fallen. Man kann diese Zahl aber auch so lesen, dass die Kriterien durchaus noch weiter verbessert und die aktuellen Syndrombeschreibungen für Traumafolgestörungen bei Kindern weiter überarbeitet werden müssen.

Informationsquellen: In einer weiteren Studie (Scheeringa et al., 2006) wurde der Frage nachgegangen, welche Informationsquellen (Bezugspersonen vs. Selbstbericht) in welchem Alter für die Erfassung der Einzelsymptome herangezogen werden sollten. Dabei konnten Scheeringa und Kollegen zeigen, dass in einer altersinhomogenen Stichprobe (Kinder von 0 bis 18 Jahren) bestimmte Symptome (Intrusionssymptome) besser durch Befragung der Kinder und Jugendlichen erhoben werden können, während andere wie veränderte Verhaltensweisen (Beeinträchtigungskriterien) besser aus der Außenperspektive erhoben werden können. Insgesamt sollten bei der Diagnose beide Perspektiven berücksichtigt und additiv verknüpft werden. Abgeleitet daraus gilt auch, dass die Symptomatik bei Kindern, die aus verschiedensten Gründen, wie z. B. einer Behinderung, keine Selbstberichte abgeben können, massiv unterschätzt werden kann.

Eltern und Kinder müssen befragt werden

Messinstrumente: Dehon und Scheeringa (2006) konnten zeigen, dass der Summenwert einer spezifischen Auswahl von 15 Fragen aus der CBCL 1½–5 Jahre (Arbeitsgruppe Deutsche Child Behavior Checklist, 2002) bei einem Cut-off-Wert von 9 mit hoher Wahrscheinlichkeit die Diagnose einer PTB für diese Altersgruppe abbildet. Es handelt sich um die Fragen 5, 10, 15, 32, 45, 47, 48, 78, 81, 82, 87, 90, 93, 94 und 98. Ob der berichtete Befund auch für die deutschsprachige Version der CBCL Gültigkeit hat, wurde bislang nicht untersucht. Eine deutsche Übersetzung des Interviews zur Diagnose der PTB bei Säuglingen und Kleinkindern legten Graf, Irblich und Landolt (im Druck) vor.

Merke:

Zusammenfassend: Bei Vorschulkindern sollten zur Diagnose der psychischen Folgen einer Traumatisierung an das Alter angepasste Kriterien (z. B. von Scheeringa et al., 2003, 2005) verwandt werden.

Hilfreiche Materialien

- Die CBCL 1½–5 Jahre kann über die Arbeitsgruppe Deutsche Child Behavior Checklist (Arbeitsgruppe-KJFD@uk-koeln.de) oder die Testzentrale (www.testzentrale.de) bezogen werden.
- Das Interview zur Diagnose der PTB bei Säuglingen und Kleinkindern von Graf, Irblich und Landolt (im Druck) kann von Markus Landolt (markus.landolt@kispi.uzh.ch) bezogen werden.

2.1.2.2 Klärung der Diagnose(n) bei Patienten über 6 Jahren

Als Gold-Standard für ein durch einen Kliniker angewandtes Fremdbeurteilungsinstrument zur Diagnose der PTB im Kindes- und Jugendalter wird in den NICE-Guidelines (2005) die Clinician Administered PTSD Scale for Children and Adolescents (CAPS-CA; Nader, Blake & Kriegler, 1994) benannt. Hierfür legten Steil und Füchsel (2006) eine modifizierte, auf ihre Gütekriterien hin überprüfte deutschsprachige Übersetzung vor: Die Reliabilität und Validität des Instrumentes gelten als gesichert.

Alternativ können die DSM-IV- und ICD-10-Kriterien der PTB auch mit Hilfe anderer etablierter Interviewverfahren wie z. B. mit dem Diagnostischen Interview für psychische Störungen im Kindes- und Jugendalter von Unnewehr, Schneider und Margraf (Kinder-DIPS, 1995) erfasst werden, mit welchem sowohl das Kind als auch die Eltern befragt werden. Es kann bei Kindern ab 6 Jahren zur Anwendung kommen, Gütekriterien zur Diagnostik der PTB werden allerdings nicht angegeben.

Zur Diagnostik der Symptome einer komplexen Traumafolgestörung (vgl. z. B. Cook et al., 2003) liegen bislang keinerlei Instrumente vor. Umso wichtiger erscheint es, bei der Exploration das Erfragen von typischen Symptomen wie z. B. selbstverletzendem Verhalten, Dissoziation und Suizidalität bzw. die Diagnostik von möglichen komorbiden Störungsbildern wie z. B. Substanzmissbrauch oder -abhängigkeit oder dissoziativen Störungen nicht zu vergessen.

Generell müssen komorbide Störungsbilder mit Hilfe von auf ihre Gütekriterien hin überprüften Interviews bei Patienten und Eltern diagnostiziert werden. Hierzu bieten sich z. B. das oben erwähnte Kinder-DIPS (Unnewehr et al., 1995) oder auch das Diagnostik-System für Psychische Störungen nach ICD-10 und DSM-IV für Kinder und Jugendliche-II (Döpfner, Görtz-Dorten & Lehmkuhl, 2008) an.

Hilfreiche Materialien

- Interviews zu Belastungsstörungen bei Kindern und Jugendlichen (IBS-KJ) von Steil und Füchsel (2006, vgl. auch Kapitel 3.1.1).
- Diagnostisches Interview für psychische Störungen im Kindes- und Jugendalter (Kinder-DIPS) von Unnewehr, Schneider und Margraf (1995).
- Diagnostik-System für Psychische Störungen nach ICD-10 und DSM-IV für Kinder und Jugendliche-II (DISYPS-II) von Döpfner, Görtz-Dorten und Lehmkuhl (2008).

2.1.2.3 Differenzialdiagnostische Abklärung

Eine PTB muss differenzialdiagnostisch unterschieden werden von affektiven Störungen, anderen Angststörungen (wie z. B. der Trennungsangst), psychotischen Störungen, oder etwa der Borderline-Persönlichkeitsstörung (in der Spätadoleszenz), die ebenfalls in der Folge eines Traumas auftreten können und ebenso komorbid zur PTB, sowie von der Anpassungsstörung und den Folgen von Kopfverletzungen. Während die Diagnose Anpassungsstörung häufig vergeben wird, wenn entweder das Ereigniskriterium oder die Symptomkriterien nicht vollständig erfüllt sind, kann die differenzialdiagnostische Abklärung von Kopfverletzungen im Detail extrem schwierig sein. Etwaige lang anhaltende Symptome wie Irritabilität, Angst etc. sollten jedoch auf eine psychische Verursachung hin überprüft werden.

Findet man bei Kindern mit Störungen der Aufmerksamkeit, der Aktivität und des Sozialverhaltens eine Traumatisierung in der Vorgeschichte, so sollte ein möglicher Zusammenhang mit posttraumatischer Symptomatik überprüft werden (March, Amaya-Jackson & Pynoos, 1997). Einige der Übererregungssymptome wie Reizbarkeit, Wutausbrüche und Konzentrationsstörungen können fälschlicherweise zur Diagnose einer Störung aus der Gruppe der hyperkinetischen oder aggressiven Störungen führen. Daher ist es unabdingbar, in der Anamnese den Beginn der Symptomatik selbst- und fremdanamnestisch zu klären. Im Falle eines prominenten einzelnen traumatischen Ereignisses, wie etwa eines Unfalls, ist dies häufig möglich, während es bei chronischen und/oder schambesetzten Ereignissen wie sexualisierter Gewalt oder intrafamiliärer Gewalt wesentlich schwieriger sein kann, eine primäre PTB zu erkennen oder umgekehrt auch ein primär vorhandenes Aufmerksamkeitsdefizit mit komorbider PTB aufgrund Traumatisierung. Das gleiche gilt für die Nähe der Vermeidungssymptome zu *depressiven Einzelsymptomen,* wie dem Verlust des Interesses an Aktivitäten, die dem Kind/Jugendlichen früher Spaß gemacht haben. Unterschieden werden muss eine PTB auch von prolongierter Trauer bzw. traumatischer Trauer, wie sie z. B. von Cohen et al. (2006) beschrieben wurde. Definierte Kriterien für Kinder liegen derzeit zwar noch nicht vor, doch die Kriterien für Erwachsene beschreiben prolongierte Trauer wie folgt: eine intensive Sehnsucht nach dem Verstorbenen, immer wiederkehrende Gedanken an den Verlust, Bitterkeit und Wut bezogen auf den Verlust, Verwirrung bezüglich der eigenen Rolle im Leben (das Gefühl, ein Teil von einem selbst ist mit gestorben), mangelnde Akzeptanz des Verlustes, Vermeidung und eine Beeinträchtigung im alltäglichen Leben, die mehr als sechs Monate andauert (Prigerson et al., eingereicht).

Übererregungssymptome können fälschlich als Hyperkinetische Symptome gedeutet werden

Zusammenfassung:

PTB-Symptome können als Symptome anderer Störungen imponieren: chronische Übererregtheit oder geringe Impulskontrolle als motorische Hyperaktivität/ADHD, Aggression als oppositionelles Trotzverhalten (vgl. Perrin, Smith & Yule, 2000), starke traumabezogene Intrusionen bzw. Flashbacks oder schwere Dissoziation als psychotische Symptome, die durch starke Ekelgefühle verursachte Vermeidung bestimmter Nahrungsmittel oder Flüssigkeiten, die in Geruch oder Konsistenz an sexuelle Traumatisierung erinnern, als Essstörung.

2.1.2.4 Ausführliche therapiebezogene Eingangsdiagnostik

Neben der Erfassung der Symptomatik ist eine therapiebezogene Diagnostik der Schwere und Art der Intrusionssymptomatik und kognitiver wie behavioraler Vermeidung sowie möglicher dysfunktionaler Kognitionen und Interpretationen zu empfehlen. Die Intrusionssymptomatik kann – bei etwas älteren Kindern – erfasst werden mit Hilfe eines Tagebuches (Steil et al., 1997), welches das Kind als Hausaufgabe über jeweils 7 Tage hinweg führt, und in welchem das Auftreten von Intrusionen anhand folgender Aspekte erfasst wird: der Zeitpunkt des Auftretens der Erinnerung, deren Inhalt, mit der Intrusion verbundene Kognitionen, ein Rating des Ausmaßes der Belastung durch die Intrusion, mögliche Auslöser und die Reaktion des Kindes (evtl. Flucht aus der Situation, Gedankenunterdrückung, Rumination etc.). Anhand eines solchen Tagebuches können die Belastungen durch Intrusionen, kritische Kognitionen und dysfunktionale Strategien zum Umgang mit Intrusionen im Alltag des Kindes erfasst werden, welche sonst im Behandlungssetting unberücksichtigt bleiben könnten.

L3 **Leitlinie 3: Standardisierte Maße zur Erfassung des Schweregrades der PTB-Symptomatik**

- Immer auch den Patienten selbst befragen, da Eltern und Pflegepersonen zur Unterschätzung der Schwere der Symptomatik neigen.
- Es liegen nur wenige deutschsprachige Fragebögen zur Erfassung der Schwere der Symptomatik bei Kindern und Jugendlichen vor.
- Empfohlen wird daher der Einsatz zweier auf ihre Gütekriterien hin überprüften deutschsprachigen Interviewverfahren:
  - Child PTSD Reaction Index (CPTSD-RI) basierend auf der Version von Nader, Pynoos, Fairbanks und Frederick (1990; CPTS-RI; in deutsch von Landolt et al., 2003; nicht an DSM- oder ICD-Kriterien orientiert);
  - Interviews zu Belastungsstörungen bei Kindern und Jugendlichen (IBS-KJ; Steil & Füchsel, 2006); liefert Werte zu Häufigkeit und Intensität der Symptome nach DSM-IV (Erfassung des Schweregrades der Akuten Belastungsstörung ebenfalls möglich).
- Bei Kindern unter 6 Jahren wird die Befragung der Eltern/Pflegepersonen mit Hilfe der Child Behavior Checklist (CBCL, Arbeitsgruppe Deutsche Child Behavior Checklist, 2002) empfohlen. Andere deutschsprachige Instrumente zur Erfassung des Schweregrades liegen für diese Altersgruppe nicht vor.
- Als Fragebogen am ehesten zu empfehlen: Children's Impact of Event Scale. Cave: Keine Angaben zu den Gütekriterien der deutschsprachigen Version.
- Der UCLA-PTSD-RI (Steinberg et al., 2004) ist die revidierte Version des CPTSD-RI angepasst an das DSM-IV (deutsche Übersetzung von Ruf, 2006). Dieses Verfahren existiert als Interview und Fragebogen. Erste psychometrische Evaluationen des Fragebogens ergaben eine gute interne Reliabilität (Frühe, 2007). Eine Überprüfung der Validität an einem klinischen Interview im Deutschen steht noch aus.

2.1.3 Standardisierte Maße zur Erfassung des Schweregrades der PTB-Symptomatik

Für Kinder ab 6 Jahren liegen störungsspezifische deutschsprachige Selbst- und Fremdbeurteilungsinstrumente vor. In den NICE-Guidelines (2005) werden als international am meisten gebräuchliche Selbstbeurteilungsinstrumente die Children's Impact of Event Scale (Dyregrov, Kuterovac & Barath, 1996), der Child Post Traumatic Stress Reaction Index (Frederick, Pynoss & Nader, 1992) und die Child PTSD Symptom Scale (Foa, Johnson, Feeny & Treadwell, 2001) vorgeschlagen. Eine häufig eingesetzte englischsprachige Version der Children's Impact of Event Scale (Smith et al., 2002) findet sich unter www.childrenandwar.org. Das Auswertungsmanual und eine deutschsprachige Version können von dort bezogen werden. Eine deutschsprachige Übersetzung liegt ebenfalls vor für den Post Traumatic Stress Reaction Index (CPTS-RI). Im Deutschen wurde dieser – allerdings als Interview eingesetzt – auf seine Gütekriterien hin überprüft (Landolt et al., 2003). Die deutschsprachige Version kann bei Kindern ab 6 Jahren zum Einsatz kommen, die erfassten Symptome orientieren sich allerdings nicht an ICD oder DSM.

IBS-KJ als bestes deutsches Maß

Als Gold-Standard zur Erfassung des Schweregrades der PTB-Symtomatik durch Befragung des Kindes wird im Deutschen das IBS-KJ, die deutschsprachige Übersetzung der CAPS-CA, empfohlen. Dieses Instrument liefert – orientiert an den DSM-IV-Symptomen der PTB und zugeschnitten auf Besonderheiten bei Kindern und Jugendlichen – Summenscores zu sowohl der Häufigkeit posttraumatischer Symptome als auch zur Intensität der Symptomatik. Häufigkeit und Intensität können auch für die einzelnen Symptomcluster Intrusionen, Vermeidung/Emotionale Taubheit und Übererregung berechnet werden. Die Erfassung von Häufigkeit und Intensität der Symptome einer akuten Belastungsstörung ist mit diesem Instrument ebenfalls möglich.

Es wurde schon diskutiert, dass die Diagnostik der Störung bei Kindern, die jünger sind als 6 Jahre, umstritten ist (vgl. Kapitel 2.1.1). Die NICE-Guidelines (2005) schlagen die Anwendung der Child Behavior Checklist (Achenbach & Edelbrock, 1983; dt. Übersetzung: Arbeitsgruppe Deutsche Child Behavior Checklist, 2002), oder, nach sexualisierter Gewalt, des Child Sexual Behaviour Inventory (CBSI, Friedrich et al., 1992; keine deutsche Übersetzung bekannt) vor.

Hilfreiche Materialien

- Interviews zu Belastungsstörungen bei Kindern und Jugendlichen (IBS-KJ) von Steil und Füchsel (2006, vgl. auch Kapitel 3.1.1).
- Die CBCL 1½–5 Jahre kann über die Arbeitsgruppe Deutsche Child Behavior Checklist (Arbeitsgruppe-KJFD@uk-koeln.de) oder die Testzentrale (www.testzentrale.de) bezogen werden.
- Children's Impact of Event Scale von Dyregrov, Kuterovac und Barath (1996; in deutscher Übersetzung unter www.childrenandwar.org. zu beziehen).
- UCLA-PTSD-RI von Steinberg et al. (2004; vgl. auch Kapitel 3.1.2).

2.1.4 Information über das Ergebnis der Diagnostik für Kind und Eltern und erste Therapieempfehlungen

Leitlinie 4 beinhaltet die Empfehlungen zur Information über die Ergebnisse der Diagnostik.

L4 Leitlinie 4: Empfehlungen zur Information über das Ergebnis der Diagnostik

- Informieren des Kindes/Jugendlichen über die wichtigsten Ergebnisse der Diagnostik in altersangemessener Form, Berücksichtigung von Problemen *und* Ressourcen
- Informieren der Eltern (ohne Beisein des Kindes) über die wichtigsten Ergebnisse der Diagnostik, Berücksichtigung von Problemen *und* Ressourcen
- Vermeidung von Stigmatisierung und Pathologisierung
- Ausblick und Vermittlung von Hoffnung

Vor Behandlungsbeginn sollten die Ergebnisse der Diagnostik – in getrennten Sitzungen – sowohl den Eltern wie auch dem Kind in angemessener Form mitgeteilt werden. Dabei sollten die Diagnosen genau erklärt werden, um eine Stigmatisierung (z. B. im Fall der Diagnose einer sich entwickelnden Borderline-Persönlichkeitsstörung) zu verhindern. Auch die Stärken und Ressourcen des Kindes bzw. der Familie sollten dezidiert gewürdigt werden. Ein Gespräch mit den Eltern alleine gibt diesen die Möglichkeit, offen und frei Fragen zu stellen. Über die Erklärung und Beschreibung der PTB-Symptome als Reaktion auf ein traumatisches Ereignis soll sich eine Normalisierung und Entpathologisierung ergeben. Hilfreich können Informationsblätter zu Häufigkeit traumatischer Ereignisse und der Reaktionen von Kindern darauf sein. An dieser Stelle bieten sich auch erste Informationen zu Behandlungsmöglichkeiten, Behandlungserfolg und Behandlungsablauf an.

2.1.5 Verlaufskontrolle und Qualitätssicherung

Leitlinie 5 beinhaltet die Empfehlungen zur Durchführung von Verlaufskontrollen. Wird eine medikamentöse Behandlung eingesetzt, so ist Leitlinie 17 zu beachten.

L5 Leitlinie 5: Verlaufskontrolle und Qualitätssicherung

Überprüfung des Verlaufs hinsichtlich
- der PTB-Symptomatik,
- der zu Beginn der Behandlung gefundenen komorbiden Symptomatik,
- der Entwicklung der Ressourcen des Kindes,
- der emotionalen Entwicklung in Kindergarten/Schule,
- der Leistungen in der Schule/des Entwicklungsstandes,
- der Beziehungen zu Gleichaltrigen und Freizeitaktivitäten,
- familiärer Interaktion und familiärer Beziehungen.

Bei der Verlaufskontrolle sollten – wie in der Eingangsdiagnostik – die Angaben des Kindes, der Eltern und der Erzieher berücksichtigt werden. Ein Anstieg der Symptomatik zu Beginn der Behandlung ist normal und durch die vermehrte Beschäftigung mit dem traumatischen Geschehen zu erklären.

Zur Evaluation des Verlaufs der PTB-Symptomatik können das IBS-KJ oder der UCLA-PTSD-RI im Abstand von ca. 6 Wochen durchgeführt werden. Weiterhin ist das Führen einer Verlaufsgrafik durch das Kind selbst und auch durch den Elternteil empfehlenswert: Auf einer Grafik mit einer Skala (z. B. mit Gesichtern mit dem passendem Emotionsausdruck als Anker) wird zu Beginn jeder Sitzung die durchschnittliche Belastung des Kindes durch die Erinnerungen in der letzten Woche eingeschätzt.

Zum Monitoring des Verlaufs komorbider Symptomatik sind entsprechende Instrumente einzusetzen. In besonderer Weise ist dem Auftreten neuer Symptome oder Verhaltensauffälligkeiten Rechnung zu tragen.

Etwa 2 bis 3 Sitzungen vor dem geplanten Abschluss der Behandlung sollten die diagnostischen Instrumente, die zum Therapieeingang eingesetzt wurden, erneut zur Anwendung kommen. Die erzielten Veränderungen sollten analysiert und gemeinsam mit dem Kind und den Eltern gewürdigt werden. Entwicklung und Leistungen in Schule und Kindergarten können durch ein abschließendes Gespräch mit Lehrern bzw. Erziehern oder durch das Monitoring der schulischen Leistungsbewertungen beurteilt werden. Das Behandlungsende sollte nicht hinaus geschoben werden, nur weil einige Symptome der PTB noch persistieren – bestimmte Symptome wie z. B. eine überdurchschnittliche Schreckhaftigkeit können sehr lange bestehen bleiben. Andererseits zeigen neuere Befunde z. B. auch, dass es gerade mit Hilfe der traumafokussierten kognitiven Verhaltenstherapie auch über das Ende der Intervention hinaus zu weiteren Verbesserungen kommt (vgl. Deblinger, Mannarino, Cohen & Steer, 2006).

Hilfreiche Materialien

- Interviews zu Belastungsstörungen bei Kindern und Jugendlichen (IBS-KJ) von Steil und Füchsel (2006, vgl. auch Kapitel 3.1.1).
- UCLA-PTSD-RI von Steinberg et al. (2004; vgl. auch Kapitel 3.1.2).

2.2 Leitlinien zu Therapiemodalität und Behandlungsplanung

Diese Leitlinien umfassen Überlegungen zu Indikation und Kontraindikation, zur Entscheidung über ambulante bzw. stationäre Maßnahmen und zur Behandlungsplanung. Tabelle 9 zeigt die entsprechenden Leitlinien im Überblick.

Tabelle 9: Übersicht über Leitlinien zu Therapiemodalität und Behandlungsplanung

L6	Indikation/Kontraindikation
L7	Wahl der Therapiemodalität
L8	Behandlungsplanung

Abbildung 4 zeigt ein Flussdiagramm zum therapeutischen Vorgehen, welches die Behandlungsplanung und -durchführung im Überblick zeigt.

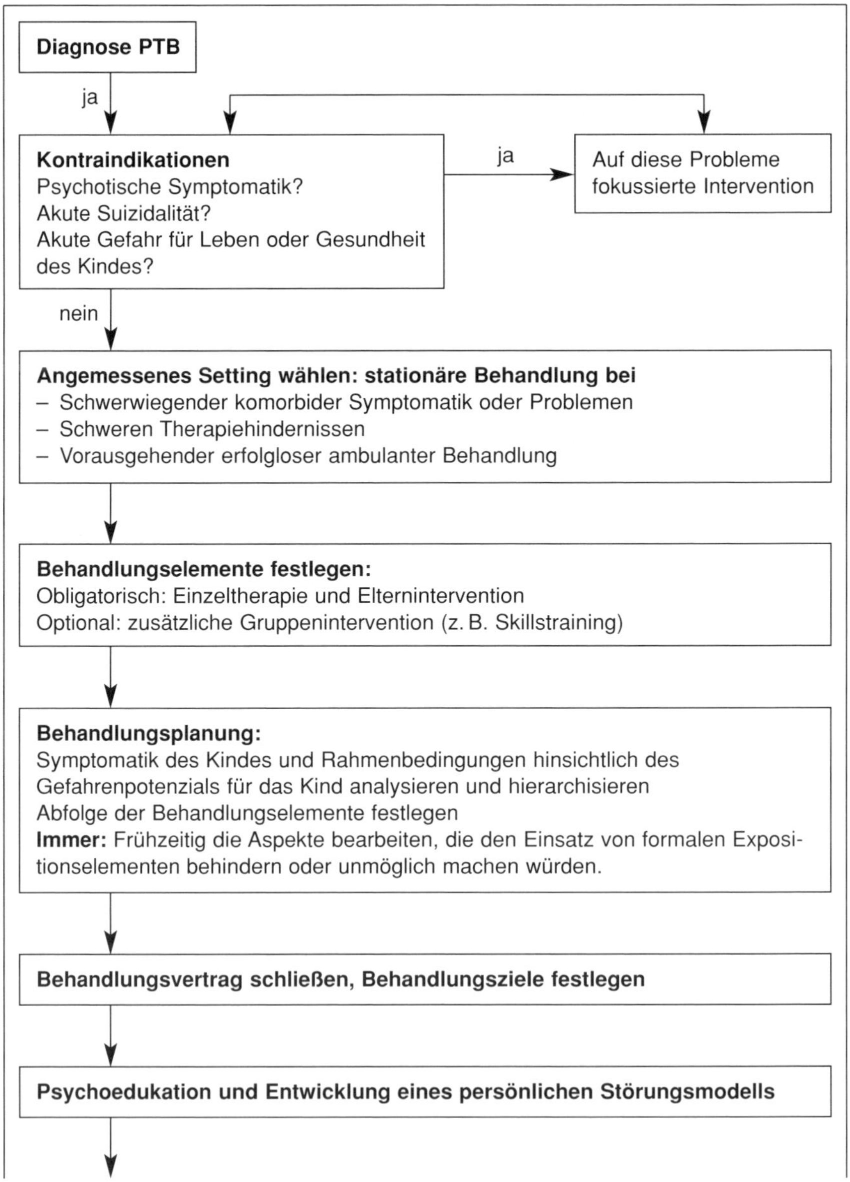

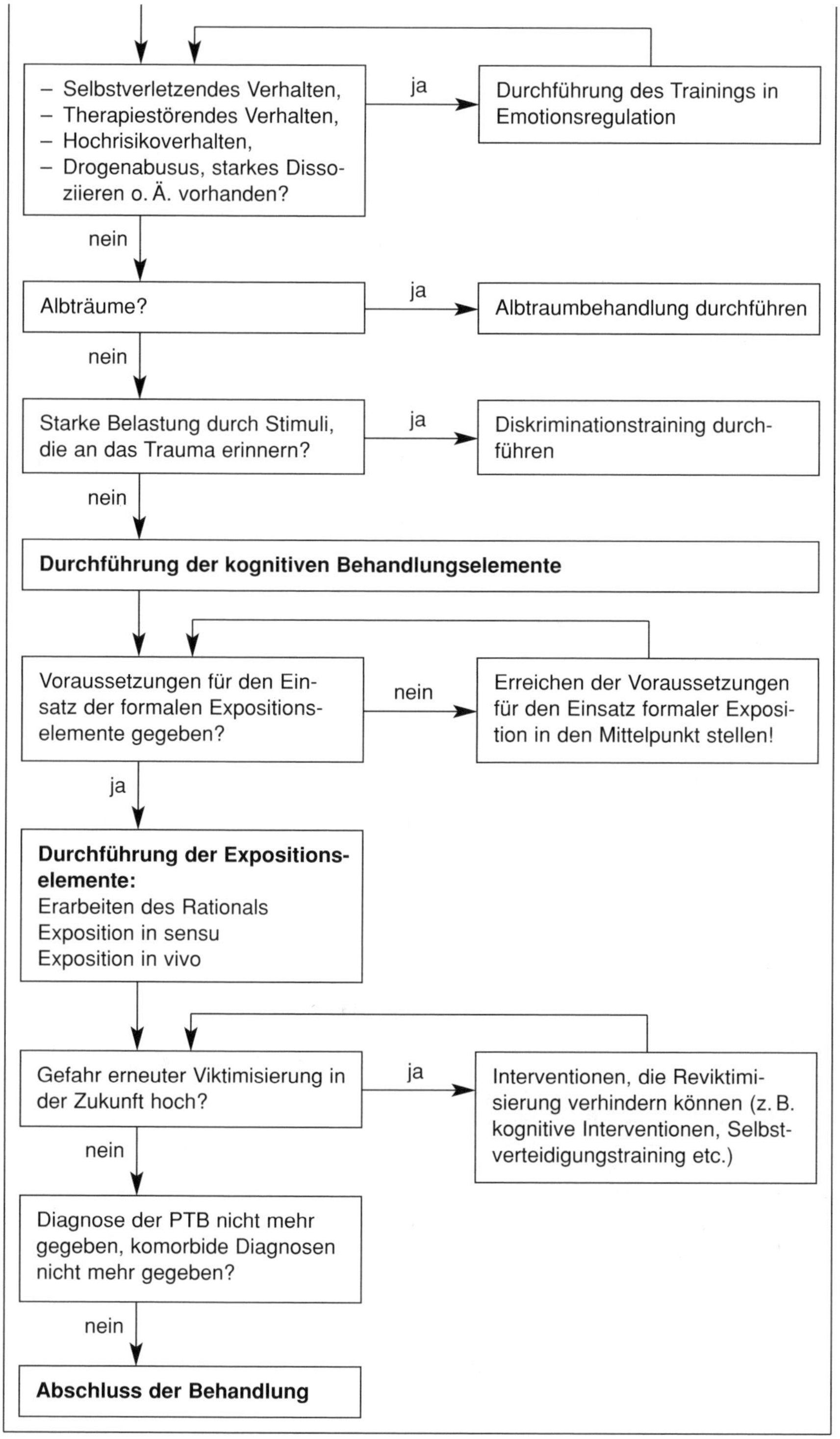

Abbildung 4: Flussdiagramm zum Ablauf der Behandlung der PTB

2.2.1 Indikation/Kontraindikation

L6 Leitlinie 6: Indikation/Kontraindikation

- Diagnose der PTB bzw. der subklinischen PTB muss gesichert sein.
- Keine traumafokussierte Intervention bei akuter psychotischer Symptomatik!
- Keine traumafokussierte Intervention bei akuter Suizidalität!
- Keine traumafokussierte Intervention bei akuter Gefahr für Leben und Gesundheit des Patienten!

Eine traumafokussierte Intervention ist indiziert, (a) wenn die Diagnose der PTB bzw. einer subklinischen PTB gesichert ist, (b) bei akuter und chronischer posttraumatischer Symptomatik. Dabei sollte die Leitlinie 8 berücksichtigt werden, die darlegt, wann vor der gezielten Behandlung der PTB der Einsatz vorausgehender Interventionen (z. B. des Erlernens von Emotionsregulation) sinnvoll erscheint. Steht für das Kind selbst eine andere Symptomatik (z. B. Schmerz) im Vordergrund, oder befürchtet das Kind zu Beginn z. B. katastrophale Konsequenzen einer Beschäftigung mit der Traumatisierung, so kann mit einer erfolgreichen psychotherapeutischen Intervention zur Verbesserung der Lebensqualität die Motivation für eine Behandlung der PTB-Symptomatik geschaffen werden. Kontraindiziert ist die traumafokussierte Intervention bei PTB bei akuter psychotischer Symptomatik und akuter Suizidalität sowie beim Vorliegen akuter Gefahr für Gesundheit oder Leben des Patienten. Hier muss zunächst mit geeigneten Maßnahmen interveniert und damit die Voraussetzung für die Behandlung der PTB geschaffen werden (siehe Leitlinie 8). In diesen Fällen sollte die klinische Aufmerksamkeit in einem ersten, vorgeschalteten Schritt der Verbesserung der genannten Symptomatik gelten.

2.2.2 Wahl der Therapiemodalität

L7 Leitlinie 7: Wahl der Therapiemodalität

- Wenn der Patient den Alltag bewältigen kann, ambulantes Setting bevorzugen (günstig: kein selbstverletzendes Verhalten, geringe Dissoziationsneigung, keine Suizidversuche in der Vorgeschichte, keine komorbiden Störungen, kurze Krankheitsdauer, therapiemotivierter Patient, kooperative Familie).
- Bei schwerwiegenden komorbiden Problemen, Therapiehindernissen in der äußeren Situation des Patienten oder erfolgloser ambulanter Intervention stationäres Setting bevorzugen (z. B. bei schwerem selbstverletzendem Verhalten, Suizidversuchen in der Vorgeschichte, komorbiden psychischen Störungen wie z. B. Essstörung, schwerer Depression oder Drogenmissbrauch, non-kooperativer Familie oder schweren Familienkonflikten).

- Ausreichende Dosis an störungsspezifischer individueller Einzeltherapie anbieten.
- Einzelne nicht traumafokussierte Behandlungselemente (z. B. Entspannung, Skilltraining etc.) können im Gruppensetting angeboten werden (aber Alter, kognitive Fähigkeiten und Art der Traumatisierung sollten dann vergleichbar sein).
- Einbeziehung der Eltern/Bezugspersonen in die Behandlung ist, wann immer möglich, sicherzustellen; in Einzelfällen kann eine Intervention mit den Eltern alleine sinnvoll erscheinen.
- Die Vorteile der Einbindung der Eltern sind vielfältig: (a) sie vermittelt dem Kind, wie sehr die Eltern es unterstützen möchten; (b) Kind und Eltern werden gezielt dabei unterstützt, möglichst offen miteinander über die traumatischen Geschehnisse zu kommunizieren; (c) die Eltern erhalten Unterstützung bei ihren eigenen Problemen im Umgang mit der Traumatisierung des Kindes (eigene Schuldgefühle etc.) und (d) die Eltern werden in der Rolle der Kotherapeuten trainiert.
- Sind die Eltern ebenfalls traumatisiert und leiden unter posttraumatischer Symptomatik, oder leiden die Eltern unter anderen schwerwiegenden psychischen Störungen, sollten die Eltern in eine gezielte Behandlung vermittelt werden.

Ambulantes vs. stationäres Setting

Eine individuelle Abwägung, ob eine ambulante oder stationäre Therapie nötig ist, ist sinnvoll

Sind Patient und Familie in der Lage, den Alltag zu bewältigen, so ist eine ambulante Behandlung der stationären aus vielerlei Gründen vorzuziehen: Hausaufgaben zur selbstgeleiteten Exposition und Verhaltensexperimente zur Überprüfung unangemessener Überzeugungen im Alltag sind meist leichter zu organisieren, die Kontinuität der therapeutischen Beziehung ist gewährleistet, und die Gefahr, dass der Patient von anderen Patienten weitere dysfunktionale Bewältigungsstrategien übernimmt, ist nicht gegeben (z. B. selbstverletzendes Verhalten). Bei den Folgen komplexer Traumatisierung und beim Vorhandensein von selbstverletzendem Verhalten, komorbider Essstörung, komorbidem Substanzabusus, erhöhter Aggressivität oder anderen schwerwiegenderen komorbiden Problemen ist eine stationäre Intervention indiziert. Ein großer Vorteil ist hier, dass das Ausmaß der mit der PTB assoziierten Symptome besser erkannt werden kann, weil der Patient in Alltagssituationen wie Essen, Schlafen etc. beobachtet werden und auch körperlich gründlich von Ärzten im Hinblick auf spezifische assoziierte Symptome untersucht werden kann. So z. B. würde ein ambulanter Behandler u. U. nicht erkennen können, dass eine Patientin nach schwerem sexuellem Missbrauch in der Kindheit trotz Normalgewicht eklatant fehlernährt ist, weil sie aus Ekel vor allen anderen Nahrungsmitteln fast nur noch stark gezuckerte Limonade zu sich nimmt oder dass eine Patientin sich täglich 7- bis 8-mal mit sehr heißem Wasser abbürstet, weil sie das Gefühl hat „nach Samen zu stinken“ bzw. Essig trinkt, um sich innerlich zu reinigen. Zudem bietet das stationäre Behandlungssetting viel größere therapeutische Einflussmöglichkeiten auf die Lebensumstände des Patienten.

Einzel- vs. Gruppenintervention

Exposition sollte im Einzelsetting erfolgen

Die Durchführung von Expositionselementen ist bei der Behandlung der PTB nur im Einzelsetting möglich. Für Erwachsene existieren zwar Manuale für Gruppenintervention, bei denen die Exposition ausschließlich über das Schreiben über das Trauma durchgeführt wird (vgl. z. B. Resick & Schnicke, 1992), bei Kindern und Jugendlichen ist dies jedoch nicht zu empfehlen. Auch die kognitiven Interventionen können im Gruppensetting nicht ausreichend individuell zugeschnitten werden. Von daher muss sowohl im stationären wie im ambulanten Setting eine ausreichende Dosis an Einzelpsychotherapie angeboten werden.

Psychoedukation kann im Gruppensetting durchgeführt werden

Bestimmte Elemente der Behandlung können jedoch sehr gut im Gruppensetting dargeboten werden, so z. B. Elemente der Psychoedukation, ein Fertigkeitentraining zur Emotionsregulation (siehe Leitlinie 13), und Interventionen zur Stärkung der Erziehungskompetenzen der Eltern. Im Gruppensetting wurden Prinzipien der kognitiv-behavioralen Behandlung erfolgreich angewandt (March, Amaya-Jackson, Murray & Schulte, 1998). Das Gruppensetting bietet vielfältige Gelegenheiten zu hilfreichen Erfahrungen, so lernt der Patient,
- dass andere ganz ähnliche Probleme haben und fühlt sich weniger zurückgezogen und isoliert,
- durch einen Perspektivenwechsel negative Verzerrungen bei anderen zu erkennen,
- am Modell von anderen, die schon Fortschritte machen,
- dass er selbst anderen helfen kann.

Alter, kognitive Fähigkeiten und Art der Traumatisierung sollten bei den Gruppenmitgliedern allerdings vergleichbar sein.

Einbeziehung von Eltern oder anderen Bezugspersonen

Eltern sollen in die Behandlung eingebunden werden

Bei der Traumatisierung eines Kindes sind die Eltern immer auf unterschiedliche Weise mit betroffen: (a) Kind und Eltern bzw. Familie können gemeinsam von dem Trauma betroffen sein; (b) das Kind kann in räumlicher Trennung von den Eltern oder (c) unter Zeugenschaft von Eltern oder Familienmitgliedern traumatisiert worden sein bzw. (d) die Ursache (Täterschaft) für die Traumatisierung liegt innerhalb der Familie. Diese unterschiedlichen Konstellationen erfordern eine Einbindung der Eltern auf unterschiedlichste Weise.

Eltern beeinflussen die Bewertung des Traumas durch das Kind

Kinder leiten die Interpretation des traumatischen Geschehens und seiner Folgen auch aus den Reaktionen der nahen Bezugspersonen ab. Diese fungieren als Filter, durch die Heranwachsende die Bedeutung einer bedrohlichen Situation evaluieren (vgl. Bat-Zion & Levy-Shiff, 1993) und als Modelle für funktionale bzw. dysfunktionale Bewältigungsversuche. Die Eltern vermitteln dem Kind emotionale Sicherheit und strukturelle

Stabilität. Sind z. B. die Eltern eines Kindes, welches sexuellen Missbrauch erlebt hat, nicht in der Lage, mit dem Kind darüber zu kommunizieren, so fühlt das Kind sich möglicherweise abgelehnt und herabgewürdigt. Kompensieren die Eltern dagegen nach einem Verkehrsunfall ihr eigenes Schuldgefühl dadurch, dass sie das Kind verwöhnen, so fühlt das Kind sich möglicherweise inkompetent und „krank“, obwohl es eine gute Anpassung an das Trauma zeigt (vgl. Leitlinie 16).

Eltern können günstiges und ungünstiges Coping gezielt verstärken

Eltern können hilfreiche und schädliche Strategien des Kindes im Umgang mit den traumatischen Erinnerungen systematisch verstärken. Über ungünstiges Modellernen bzw. andere von den Eltern ausgehende ungünstige Lernbedingungen können z. T. (neben genetischen Aspekten) Befunde zur Assoziation elterlicher und kindlicher Psychopathologie nach einem Trauma erklärt werden. Deblinger und Kolleginnen (z. B. Deblinger, Steer & Lippmann, 1999b) fanden z. B. bei Kindern, die sexuellen Missbrauch erlebt hatten, dass mütterliche Ratings zu externalisierenden Symptomen des Kindes und die kindliche PTB-Symptomatik um so höher waren, je stärker die Mütter eigene allgemeine psychopathologische Symptome (besonders Depressivität) erlebten. Vom Kind erlebte mütterliche Zurückweisung war mit der Schwere depressiver Symptome beim Kind verknüpft. Smith und Kollegen (Smith, Perrin, Yule & Rabe-Hesketh, 2001) fanden, dass mütterliche Reaktionen auf ein Trauma bedeutende Moderatorfunktion bei der Entwicklung psychopathologischer Symptomatik in Abhängigkeit von dem Ausmaß der Konfrontation haben.

Elterliche Symptomatik nimmt Einfluss auf die posttraumatische Anpassung des Kindes

Auf den Einsatz von Strategien zu Kontrolle der Intrusionen wie z. B. Grübeln und Gedankenunterdrückung können Eltern großen Einfluss nehmen. Kinder befürchten bisweilen auch negative Reaktionen der Eltern auf das Schildern der eigenen Erlebnisse und Gefühle („Ich muss meine Eltern schützen und darf ihnen nicht erzählen, wie schlecht es mir wirklich geht.“). In einer Vielzahl von Studien war elterliches Vermeidungsverhalten in Bezug auf das Trauma mit einer erhöhten PTB-Symptomatik beim Kind assoziiert (vgl. z. B. Bat-Zion & Levy-Shiff, 1993). Haben Eltern und Kinder gemeinsam eine Traumatisierung erlebt, scheinen die Eltern, die selbst eine PTB entwickeln, weniger erfolgreich ihre Kinder bei der Bewältigung der Folgen unterstützen zu können (vgl. McFarlane, 1987). Dabei scheint eine mütterliche PTB bzw. die mütterliche Vermeidung in besonderer Weise die PTB-Symptomatik des Kindes zu prädizieren (vgl. z. B. Laor, Wolmer, Mayes, Gershon, Weizman & Cohen, 1997). Diese Assoziation scheint mit zunehmendem Alter des Kindes geringer zu werden (vgl. Wolmer, Laor, Gershon, Mayes & Cohen, 2000). Möglich ist, dass eine solche Situation das Rollenverhalten von Eltern und Kind ändert: Das Kind übernimmt die Rolle der fürsorglichen Person und verliert das Gefühl, dass die Eltern für es sorgen können. Ähnlich konnte auch bei jugendlichen Flüchtlingen ein Zusammenhang zwischen Parentifizierung und allgemeiner Symptomatik nachgewiesen werden (Gavranidou, Niemiec, Magg & Rosner, 2008).

Möglicherweise nimmt der Kommunikationsstil der Eltern mit dem Kind Einfluss auf das kindliche autobiografische Gedächtnis (vgl. Tessler & Nelson, 1994): So könnten (sobald das Kind die dafür notwendigen sprachlichen Fähigkeiten erworben hat) ein elterlicher elaborativer Kommunikationsstil und aktive Anstrengungen, das traumatische Geschehen für das Kind verstehbar machen, die Einbettung stressreicher Ereignisse in das autobiografische Gedächtnis bzw. eine konzeptgesteuerte Datenverarbeitung fördern.

Die Bedeutung der Teilnahme eines Elternteils an der Behandlung untersuchten Deblinger und Kollegen (Deblinger et al., 1996; Deblinger et al., 1999a). Ihren Ergebnissen zufolge erscheint die Einbindung der Eltern bzw. eines Elterntrainings in die Behandlung als absolut empfehlenswert. Konsistent hiermit sind die oben dargestellten Befunde zur Prädiktion des Therapieerfolges durch elterliche Faktoren.

Behandlung der Folgen sexuellen Kindesmissbrauches

Die umfang- und auch aufschlussreichste (weil methodisch sehr sorgfältige) Studie zur Behandlung der Folgen sexuellen Kindesmissbrauches führten Deblinger und Kolleginnen (Deblinger et al., 1996, Deblinger et al., 1999a) durch. Sie behandelten in einem randomisierten und kontrollierten Design insgesamt 90 Kinder mit KBT in drei verschiedenen Varianten, welche jeweils 12 wöchentliche Sitzungen umfassten:

- KBT für das Kind alleine (45 Minuten pro Woche, hier war *kein* gezieltes Elterntraining enthalten),
- KBT für das Kind und eine nicht an der Tat beteiligte Bezugsperson (im Folgenden der Einfachheit halber Mutter genannt, 90 Minuten pro Woche, zunächst Intervention für Mutter (Elterntraining) und Kind getrennt, dann für einen Teil der 90 Minuten gemeinsame Sitzung),
- KBT für die Mutter alleine (45 Minuten pro Woche; hier wurde nur ein Elterntraining verabreicht).

Als Kontrollbedingung fungierte aus ethischen Gründen die Standard-Beratung im Fall eines sexuellen Missbrauches durch Angestellte des öffentlichen Dienstes, welche die Ermutigung, Behandlung zu suchen, einschloss. Das Elterntraining beinhaltete die Edukation als Kotherapeutin.

Zu Beginn der Interventionen gab es keine Unterschiede zwischen den Gruppen in Bezug auf Alter, Geschlecht, Identität des Täters oder Merkmale des Missbrauchs. Die KBT-Interventionen erfolgten manualisiert, die Einhaltung des Manuals wurde durch Checklisten, welche die Therapeuten ausfüllten und wöchentliche Supervision der Videobänder der Behandlungen sichergestellt. Erhoben wurden Maße für die PTB- und andere Symptomatik sowohl als Selbst- wie auch als Fremdratings, jeweils für Kind und Mutter. Die 10 Kinder, welche die Behandlung nicht beendeten, unterschieden sich in soziodemografischen und psychopathologischen Merkmalen zu Beginn nicht von denen, die die Behandlung beendeten.

Die Ergebnisse für die drei KBT-Bedingungen waren beeindruckend: Es ergaben sich bei der Postmessung Effektstärken (Hedge's g) zwischen 0,54 und 0,90, im 6-Monats-Follow up zwischen 0,46 und 0,77 (vgl. Steil, Mitte & Kremberg, 2002) Unter Einbeziehung der Werte der Prämessung als Kovariaten bei der Auswertung der Werte der Postmessung litten Kinder, die aktiv an der Behandlung teilgenommen hatten (Bedingungen B und C), unter signifikant weniger PTB-Symptomatik. Allerdings berichteten die Mütter, welche aktiv an der Behandlung teilgenommen hatten, zur Postmessung von größerem Einsatz kompetenten Erziehungsverhaltens als Mütter, die nicht teilgenommen hatten. Auch zeigten die Kinder der Mütter, die aktiv beteiligt gewesen waren, weniger Depression und externalisierende Verhaltensprobleme. Betrachtet man die Effektstärken im 24-Monats-Follow up, so zeigten gegenüber der Kontrollbedingung die KBT-Varianten, bei welchen die Eltern beteiligt waren, signifikante Wirksamkeit, während der Effekt der KBT für das Kind alleine nicht signifikant von 0 verschieden war.

Zusammenfassend ist zu sagen, dass die Einbindung der Eltern oder Pflegepersonen sich positiv auf den Behandlungserfolg auswirkt. Unter bestimmten Umständen erscheint selbst eine Intervention mit den Eltern alleine sinnvoll.

2.2.3 Behandlungsplanung

L8 **Leitlinie 8: Behandlungsplanung**

- Zur Behandlungsplanung sollten Symptomatik und Rahmenbedingungen hinsichtlich des Gefahrenpotenzials für das Leben, die körperliche und seelische Gesundheit des Patienten analysiert und hierarchisiert werden.
- Die Abfolge der Behandlungselemente und -ziele sollte sich an der folgenden Hierarchie orientieren:

Zielnr.	Fokus (Beispiele in Klammern)	Ziel
1	*Selbstgefährdendes Verhalten, unbehandelte lebensbedrohliche Erkrankung oder äußere Bedingungen, die das Leben des Patienten bedrohen* (akute Suizidalität, schwerstes selbstverletzendes Verhalten bzw. weiterhin Gefährdung von außen)	Erhaltung des Lebens des Patienten
2	*Verhalten, welches zum Therapieabbruch führen könnte* (katastrophisierende Überzeugungen, was beim Sprechen über das Trauma geschehen könnte, Brechen des Therapievertrages, Burnout des Therapeuten)	Erhaltung der Behandlungsmöglichkeit
3	*Verhalten, welches akut die physische Gesundheit des Patienten gefährden könnte* (eine schwere Erkrankung *nicht* behandeln lassen, schwerer Substanzmissbrauch Hochrisikoverhalten, ungeschützter Geschlechtsverkehr)	Verbesserung der Selbstfürsorge, Gesundheit erhalten oder herstellen
4	*Krisen generierendes Verhalten* (selbstverletzendes oder sehr aggressives Verhalten, Verhalten, welches zu notfallmäßiger stationärer Aufnahme oder juristischen Konflikten führt, Obdachlosigkeit, Fernbleiben von der Schule etc.)	Aufbau von langfristig funktionalem Verhalten

5	*Verhalten, welches den Therapiefortschritt gefährdet* (Dissoziation, schwere Depression, Impulsivität, schwere ADHS, schwere Schlafstörung/Albträume, schwere Ess-/Trinkstörung, Substanzabhängigkeit oder -missbrauch, nicht die Wahrheit sagen, immer wieder Termine verpassen etc.)	Ermöglichen des Therapiefortschrittes durch Änderung des Verhaltens, welches den Erfolg der Behandlung ver- oder behindern könnte
6	*Störungen des emotionalen Erlebens* (überflutet werden von traumabezogenen Gefühlen wie Ohnmacht, Hilflosigkeit, Ekel etc.)	Angemessener Umgang mit belastenden Gefühlen
7	*Eingeschränkte Lebensqualität* (Mangelnde Fertigkeiten, dysfunktionale Kognitionen und Emotionen, Umweltfaktoren)	Leben gemäß eigener Werte ermöglichen
– Schon frühzeitig solche Erlebens- und Verhaltensweisen bearbeiten, die Hindernisse für den Einsatz formaler Expositionselemente der Behandlung darstellen können (vgl. Leitlinie 15).		

Bei der Reihenfolge der Interventionen solches Verhalten besonders beachten, welches Leben oder Gesundheit des Patienten gefährden könnte oder den Therapiefortschritt gefährdet

Es empfiehlt sich, bei Behandlungsbeginn eine detaillierte Anamnese aller Verhaltensweisen zu erstellen, welche das Leben des Patienten, seine psychische und körperliche Gesundheit oder den Therapiefortschritt gefährden könnten. Damit eine Intervention wirken kann, muss der Therapeut zunächst das Überleben des Patienten sicherstellen – dies wird aber z. B. durch akute Suizidalität, Hochrisikoverhalten, oder bisweilen auch die nicht angemessene Behandlung eines schweren körperlichen Problems gefährdet. Die zu erfassenden Problembereiche sind in der Leitlinie ausführlich dargestellt. Sie macht gleichzeitig einen Hierarchisierungsvorschlag: Die Abfolge der Problembereiche zeigt, wann sie im Rahmen der Behandlung bearbeitet werden sollten. Gerade bei komplexer komorbider Symptomatik ist zu empfehlen, die Abfolge der Bearbeitung der Problembereiche als Therapeutin selbst vorzugeben. Effektive Interventionen für die entsprechenden Störungsbilder sind jeweils sehr gut kompatibel mit der KBT der PTB. Dabei sollten bei der Behandlungsplanung möglichst frühzeitig Problematiken erfasst und in den Fokus genommen werden, die Hindernisse für den Einsatz formaler Expositionselemente darstellen könnten (vgl. Leitlinie 15).

Bisweilen muss zunächst die Motivation für die vom Therapeuten als angemessen bewertete Abfolge der Interventionen gestärkt werden. Häufig sind z. B. jugendliche Patienten nicht einverstanden damit, zunächst einen Substanzabusus zu behandeln. Das Bestehen darauf, dass dies im ersten Schritt geschehen muss, kann die Therapeutin z. B. wie folgt erklären: „Weißt du, die Behandlung, die ich dir anbieten kann, ist gut und hilfreich. Ich muss aber erst sicher stellen, dass sie bei dir persönlich helfen kann. Wenn du viel Alkohol trinkst/viel Cannabis nimmst, dann kannst du nicht gut lernen, weil es dein Gehirn beim Arbeiten beeinträchtigt. Also müssen wir erst zum Ziel haben, dass du maximal viel von der Behandlung haben kannst. Außerdem kann das Alkohol trinken/Cannabis rauchen dazu führen, dass du wieder erneut Opfer wirst, weil du z. B. unangemessene Reaktionen von anderen dann nicht mehr wahrnehmen und dich nicht mehr gut schützen kannst. Das ist ein weiterer wichtiger Grund dafür, dass wir zuerst daran arbeiten müssen, dass du keinen Alkohol mehr trinkst/kein Cannabis mehr rauchst."

Die Reihenfolge der Interventionen erklären

Zunächst Sicherheit herstellen

An erster Stelle der Abfolge der Behandlungsziele steht immer, dass Selbst- oder Fremdgefährdung ausgeschlossen werden müssen. Dies ist z. B. bei Asylsuchenden oder Flüchtlingen, aber auch bei Kindern, bei denen der Kontakt zu einer das Kind missbrauchenden Person noch nicht unterbunden ist, nicht gegeben. Hier stehen zunächst die Veränderung der äußeren Umgebung des Kindes und die zur Herstellung von Sicherheit notwendigen praktischen Schritte im Vordergrund der Intervention. Bei der Behandlung von Kindern und Jugendlichen mit PTB wird es häufig notwendig sein, den Heranwachsenden aus einem gefährlichen Umfeld herauszunehmen, so z. B. bei Gewalttätigkeit eines oder mehrerer Familienmitglieder. Die Fragen, die die Therapeutin stellen sollte, sind: Ist das Trauma beendet? Droht eine erneute Traumatisierung? Hat die Familie, in der das Kind lebt, eine Wohnung, genug zu essen und genügend finanzielle Ressourcen? Hat ein Elternteil genügend freie Zeit, um an der Behandlung teilzunehmen und es zu unterstützen? Besteht eine akute oder latente Suizidgefährdung, so nimmt die Therapie dieses Problem als erstes in den Fokus. Bei der Analyse der Situation eines Kindes gemäß der vorgeschlagenen Hierarchisierung ist die Rolle von Eltern oder anderen Bezugspersonen ebenfalls genau zu beleuchten.

2.3 Leitlinien für die Therapie

Geschildert wird hier ein traumafokussiertes kognitiv-behaviorales Vorgehen zugeschnitten auf die Behandlung der PTB bei Kindern und Jugendlichen. Dieses wird zur Behandlung von schweren Traumafolgestörungen, welche mit komorbider Symptomatik oder Störungen einhergehen, ergänzt durch ein an der Dialektisch Behavioralen Therapie nach Linehan (1993) orientiertes Vorgehen. Als prototypische Behandlung wird von einer ambulanten Psychotherapie im Einzelsetting unter Einbezug der Mutter ausgegangen. In Tabelle 10 findet sich ein Überblick über die Leitlinien zur Therapie der Posttraumatischen Belastungsstörung.

Tabelle 10: Übersicht über Leitlinien zur Therapie

L9	Behandlungsstruktur
L10	Behandlungsziele und Behandlungsvertrag
L11	Gesprächsführung und Aufbau einer guten therapeutischen Beziehung zu Kind und Eltern
L12	Psychoedukation und Entwicklung eines idiosynkratischen Störungsmodells
L13	Durchführung des Trainings in Emotionsregulation
L14	Durchführung der kognitiven Interventionselemente
L15	Durchführung der Expositionselemente
L16	Durchführung des Elterntrainings
L17	Pharmakologische Therapie

2.3.1 Behandlungsstruktur

L9 **Leitlinie 9: Behandlungsstruktur**

- Über die unterschiedlichen Therapieformen hinweg lassen sich drei Phasen der Behandlung der PTB unterscheiden: (1) Beziehungsaufbau, *Stabilisierung* und Erlernen von Emotionsregulation, (2) *Traumabearbeitung* und (3) *Integration.*
- Die dringend empfohlene Einbindung von Eltern oder Pflegepersonen in die Intervention erfordert die Organisation der Sitzungen in *Intervention mit dem Kind, der Intervention mit dem Elternteil* und *gemeinsamen Sitzungsteilen.*
- *Aufgaben zwischen den Sitzungen* geben Kind und Eltern Gelegenheit, gezielt Dinge auszuprobieren, neue Erfahrungen zu machen, und das neu Erlernte in den Alltag zu integrieren.
- Am Anfang der Interventionen steht der *Beziehungsaufbau* mit Kind und Elternteil im Mittelpunkt, andere Punkte werden diesem Ziel untergeordnet. Eltern und Kind werden informiert darüber, dass der Beginn der Behandlung zu einer kurzfristigen Verschlechterung der Symptomatik führen kann.
- Am Ende der Interventionen werden mögliche kritische Situationen in der Zukunft besprochen bzw. deren Bewältigung geplant; die *Generalisierung* des neu Erlernten steht bei Kind und Eltern im Zentrum.

Abhängig vom psychischen Gesamtzustand des Kindes kommt den verschiedenen Phasen ein unterschiedlicher Stellenwert zu.

Stabilisierung

Bevor mit der altersangepassten Traumabearbeitung begonnen werden kann, muss das Kind somatisch, psychisch und sozial stabilisiert werden. Es geht um das Herstellen innerer und äußerer Sicherheit. Somatisch bedeutet dabei, dass etwa vergangene und künftige körperliche Probleme weitgehend abgeschlossen bzw. kontrollierbar sind. Stehen z. B. nach einer schweren Brandverletzung weitere Operationen an, empfehlen sich keine traumabearbeitenden Verfahren. Sozial bedeutet in der Regel, dass es im sozialen Netz des Kindes eine stabile Unterstützung gibt und dass weitere Bedrohungen (wie etwa Täterkontakt) *nicht* mehr vorliegen. Dies kann insbesondere dann, wenn der Täter z. B. im Rahmen einer Umgangsregelung weiterhin Kontakt hat, sehr problematisch werden. Psychische Stabilität ist insbesondere beim Vorliegen von schwerwiegenden Komorbiditäten, wie etwa Suizidalität, Substanzmissbrauch oder bei Jugendlichen mit einer Borderline-Persönlichkeitsstörung häufig schwer zu erreichen.

Somatische, psychische und soziale Stabilisierung zu Beginn der Intervention

Zur Bewertung der Methoden der Herstellung innerer und äußerer Sicherheit stehen leider kaum Studien zur Verfügung. Aktuell werden von Praktikern Einzelverfahren aus dem Bereich der imaginativen Verfahren, der dialektisch-behavioralen Therapie für Jugendliche (mit einem Schwerpunkt auf der Unterbrechung intrusiver Phänomene, von Selbstverletzung sowie dem Erlernen von Affektmodulation) und kognitiv-verhaltenstherapeutische Interventionen zur Entspannung und Affektregulation empfohlen. Für die Wirksamkeit von Verfahren aus dem Bereich der DBT liegen erste empirische Befunde vor (vgl. Kapitel 1.7.1).

Verfahren aus DBT und KVT zur Stabilisierung nutzen

Traumabearbeitung

Alle bisher empirisch überprüften erfolgreichen Interventionsverfahren verwenden Methoden der direkten Auseinandersetzung mit dem traumatischen Ereignis und der Bearbeitung dysfunktionaler Kognitionen. Wie die Auseinandersetzung erfolgt und in welchem Ausmaß, variiert allerdings beträchtlich. Kognitiv-verhaltenstherapeutische Interventionen berücksichtigen insbesondere die zentrale Rolle von Bewertungsprozessen und dysfunktionalen Kognitionen bei der Entstehung und Aufrechterhaltung der Symptomatik. Die Interventionen sind dabei eng an die entsprechenden Modelle der PTB gebunden wie etwa dem Modell von Ehlers und Clark (2000).

Konfrontation und kognitive Intervention sind zentral

Integration und Vermeidung erneuter Traumatisierung

Integration steht für den Einbezug des traumatischen Ereignisses in den gesamten Lebenskontext. Gerade für Kinder und Jugendliche kann dies neben der Einordnung in die eigene Lebensgeschichte auch die Ausweitung der Perspektive, den Blick in die Zukunft, bedeuten. Die einzelnen Verfahren verwenden dabei unterschiedliche Techniken: Im Rahmen der Narrativen Expositionstherapie (NET; Schauer, Neuner & Elbert, 2005) wird etwa die „Seiltechnik“ verwendet, bei der Kinder und Jugendliche positive und negative wichtige Lebensereignisse entlang einer Schnur aufreihen, die ihr bisheriges Leben repräsentiert. Das Interventionsmanual

Lebensentwürfe des Patienten wieder aufgreifen

von Layne, Saltzman, Savjak und Pynoos (1999) enthält ein Abschlussmodul zu den wiederaufgenommenen Lebensentwürfen. Darin werden die ursprünglichen Lebenspläne thematisiert, also wo die Kinder und Jugendlichen ohne das traumatische Ereignis stehen würden und schließlich, was die nächsten Ziele im Leben sind. Die Wahrscheinlichkeit, dass traumatisierte Kinder und Jugendliche erneut traumatische Ereignisse erleben, ist deutlich erhöht (Arata, 2002), daher müssen auch Interventionen durchgeführt werden, die darauf Abzielen, eine erneute Traumatisierung zu verhindern (Genaueres hierzu findet sich unter Kapitel 2.3.6).

In Kindheit und Jugend vollziehen sich starke Veränderungen und Entwicklungen in allen Bereichen des Erlebens und Verhaltens. Dies erfordert eine Intervention, die jeweils maximal an den individuellen Entwicklungsstand des Heranwachsenden angepasst ist.

Eltern und Kind werden meist mehrfach separat, aber auch gemeinsam von der Therapeutin gesehen

Zu Beginn der Intervention werden Eltern und Kind separat behandelt, die Inhalte der Sitzungen ähneln sich jedoch. Die Interventionen können von einem Therapeuten, aber auch von einem eng kooperierenden Therapeutenpaar durchgeführt werden. Nach einigen Wochen wird ein Teil jeder Sitzung gemeinsam verbracht. Eine traumafokussierte KVT der PTB umfasst, je nach Schweregrad der Erkrankung und komorbider Symptomatik, etwa 12 bis 80 Sitzungen. Cohen et al. (2006) gehen in dem von ihnen vorgeschlagenen Manual von zwölf bis etwa sechzehn Sitzungen für das Gesamtprogramm aus (siehe auch Tabelle 7 mit den Angaben zur Dauer der jeweiligen Interventionen). Sitzungen von 60 Minuten Dauer mit dem Kind und mit dem Elternteil haben sich bewährt. Als gemeinsame Zeit sollte eine Reserve von ca. 15 Minuten nach den Sitzungen eingeplant werden. Die Durchführung von meist länger als 60 Minuten andauernden Expositionselementen oder Exposition in vivo erfordert eine genaue und vorausschauende zeitliche Planung der Sitzungen. Hilfreich ist der Einsatz einer Tafel oder einer großen Papierrolle, um z. B. gemeinsam mit Patient oder Eltern diagnostische Informationen zusammenzutragen, zu zeichnen oder zu malen und sich ein „Bild" (= individuelles Modell) der Symptomatik zu machen.

Mitschnitte der Sitzungen werden vom Kind und evtl. Elternteil angehört

Aufgaben, die zwischen den Sitzungen zu erledigen sind, bieten Gelegenheit, fehlende Informationen einzuholen und die Exposition in vivo durchzuführen. Jede Sitzung wird audiografiert, das Kind oder auch bisweilen das Elternteil hören den Mitschnitt von Teilen des Bandes (z. B. der Expositionselemente) als Hausaufgabe zu Hause an (natürlich muss hierfür das Einverständnis des Kindes eingeholt werden).

Beziehungsaufbau ist am Anfang oberstes Ziel

Geeignete Interventionen zu Beginn der Behandlung: Zu Behandlungsbeginn steht der Beziehungsaufbau ganz im Zentrum aller Bemühungen des Therapeuten. Der Therapeut erklärt Kind und Elternteil zu Beginn, dass sich beider psychische Befindlichkeit in den ersten Wochen der Behandlung durch die intensive Beschäftigung mit den traumatischen Erinnerungen zunächst kurzfristig verschlechtern kann. Meist wirkt es sich sehr positiv auf die Compliance und die Therapiemotivation des Kindes aus, wenn schon in der ersten Sitzung durch das Sprechen über traumatische Erinnerungen zentrale Befürchtungen („Ich werde verrückt, wenn ich darüber rede …“) entkräftet werden können bzw. das Kind erlebt, dass es sich auf kontrollierte Weise an Elemente der Traumatisierung erinnern konnte.

Eine routinemäßige Sitzungsstruktur gibt dem Patienten Halt

Hilfreiche Elemente für jede Sitzung: Für jede Sitzung sollte zu Beginn das Thema bzw. das heutige Ziel mit Kind und Eltern festgelegt werden. Den Abschluss jeder Sitzung bilden eine Zusammenfassung der wichtigsten Punkte und ein Element zu den Ressourcen des Kindes (unterstützende Personen, Hobbies, Dinge, die das Kind genießen kann). Die Stunden positiv zu beenden ist unter mehreren Aspekten wichtig: (1) Der Patient soll soweit beruhigt sein – und zwar insbesondere nach Expositionselementen –, dass er ins Alltagleben zurückkehren kann. (2) Ein ressourcenorientierter Sitzungsabschluss kann eine Belohnung für die vorherige Mitarbeit sein (z. B. ein Regelspiel wie etwa bestimmte Kartenspiele). (3) Routinen im Alltag aber auch in der Struktur der Therapie geben insbesondere traumatisierten Kindern Sicherheit.

Geeignete Interventionen zum Abschluss der Behandlung: In den letzten Sitzungen steht die Generalisierung und das erneute Üben der neu erlernten Bewältigungsstrategien im Vordergrund. So kann sich z. B. der Therapeut im Rollentausch vom Kind über den angemessenen Umgang mit belastenden Erinnerungen bzw. kritischen Interpretationen und Bewertungen „beraten“ lassen. Kind und Therapeut bzw. Elternteil und Therapeut sammeln, welche Verbesserungen und Veränderungen sie wahrnehmen und welche Verhaltensweisen oder Strategien dabei am meisten hilfreich waren. Zukünftige möglicherweise belastende Situationen (Gerichtsverhandlungen, Jahrestage etc.) werden mit dem Kind und dem Elternteil besprochen und Bewältigungsstrategien werden vorbereitet. Auffrisch-Sitzungen können je nach Bedarf verabredet werden.

2.3.2 Behandlungsziele und Behandlungsvertrag

L 10 **Leitlinie 10: Behandlungsziele und Behandlungsvertrag**

Ziele der Behandlung einer PTB sind
1. das Kind in eine sichere Situation zu bringen,
2. der Aufbau einer vertrauensvollen therapeutischen Beziehung zu Patient und Eltern bzw. Bezugspersonen,
3. der Aufbau von Fertigkeiten zur Emotionsregulation (falls diese nicht ausreichend vorhanden sind, z. B. im Falle einer komplexen PTB),
4. die Vermittlung von Wissen über die üblichen Folgen einer Traumatisierung und die Verbesserung der innerfamiliären Kommunikation über das Trauma und seine Folgen,

5. die Ausbildung der Eltern zu Kotherapeuten der Behandlung im Rahmen eines Elterntrainings,
6. die angemessene Einordnung und Interpretation des Geschehenen für das Kind zu ermöglichen,
7. die Veränderung dysfunktionaler Einstellungen und Interpretationen zum Trauma und seinen Folgen bei Eltern und Kind,
8. das Erarbeiten einer hilfreicheren bzw. realistischeren Einstellung und der Abbau kognitiver und behavioraler Vermeidung traumarelevanter Stimuli zusammen mit Eltern und Kind,
9. *nicht* die „Beseitigung“ intrusiven Wiedererlebens (was jedoch von vielen Kindern zunächst gewünscht wird im Sinne von „Ich möchte alles vergessen!“), sondern die Fähigkeit des Kindes, Intrusionen mit geringer subjektiver Belastung zu erleben,
10. die möglichen negativen Effekte des Traumas und seiner Folgen auf die weitere Entwicklung des Kindes in allen Lebensbereichen zu minimieren.

Das Schließen eines Behandlungsvertrages mit dem Kind und dem in die Behandlung eingebundenen Elternteil empfiehlt sich (vgl. M02 in Kapitel 4).

Behandlungsziele schriftlich vereinbaren!

Die Behandlungsziele sollten auf altersangemessene Art und Weise auch mit dem Kind und dem Elternteil vereinbart und schriftlich (bzw. soweit möglich bei jüngeren Kindern als Bild) festgehalten werden. Einmal pro Monat ist gemeinsam zu prüfen, welche Behandlungsziele erreicht werden konnten, und welche noch nicht erreicht werden konnten.

Behandlungsvertrag schließen

Vor Beginn der Behandlung wird mit dem Kind und den Eltern/Bezugspersonen ein Behandlungsvertrag geschlossen. Dieser beinhaltet die mit einer Unterschrift bestätigte Selbstverpflichtung aller an der Behandlung beteiligten Personen (im ambulanten Setting auch die des Therapeuten, Familienhelfers etc.; im stationären Setting die des Behandlungsteams), an der Reduzierung der Symptomatik zu arbeiten. Bei Jugendlichen ab einem Alter von ca. 13 Jahren sollten im Behandlungsvertrag explizit auch die Reduktion von suizidalem Verhalten, Verhalten, welches die Therapie behindern könnte, und krisengenerierendem Verhalten enthalten sein. Dezidiert verpflichtet der Patient sich, während der Behandlung keinen Suizidversuch zu unternehmen, kein aggressives Verhalten zu zeigen und die vereinbarten Abläufe der Behandlung einzuhalten. Unter den Materialien (vgl. Kapitel 4) finden sich Musterverträge mit Kindern und Jugendlichen. Das Brechen des Therapievertrages sollte klare Konsequenzen nach sich ziehen. So können in der Folge eines Suzidversuches oder eines schweren selbstschädigendes Verhaltens z. B. Time-out-Prozeduren (vgl. z. B. das Vorgehen nach Suizidversuch im Rahmen der DBT für Adoleszenten) und Verstärkerentzug zum Einsatz kommen. Soziale Zuwendung im Sinne einer verstärkten Aufmerksamkeit durch die Eltern, den Einzeltherapeuten oder das therapeutische Team führt zur positiven Verstärkung dysfunktionaler Bewältigungsstrategien bei schwerer PTB. Dies soll auf jeden Fall vermieden werden. So wird z. B. im stationären Setting nach schwerer Selbstverletzung oder Suizidversuch der Kontakt zum Einzeltherapeuten unterbrochen. Bei Suizidversuch oder klarer

Suizidalität wird der Patient auf eine geschützte Station verlegt, nach selbstverletzendem Verhalten erhält er die Aufgabe, während des Ausfallens aller geplanten Interventionen eine Verhaltensanalyse zum dysfunktionalen Verhalten anzufertigen, die dann in der nächsten Sitzung mit dem Einzeltherapeuten gemeinsam analysiert wird. Für die Selbstverletzung sollte es auch nur das absolut notwendige Maß an ärztlicher Zuwendung geben (kein ausführliches Gespräch mit dem evtl. die Wunde versorgenden Arzt). Der Einsatz von Time-out-Prozeduren und Verhaltensanalysen muss schon zu Beginn der therapeutischen Interventionen eingeführt und vorbesprochen werden und nach klaren und vorhersehbaren Regeln erfolgen.

Unbeabsichtigte Verstärkung von Problemverhalten vermeiden

Hilfreiche Materialien

– Eine Vorlage für einen *Behandlungsvertrag* mit einem Kind findet sich in M02 (vgl. S. 110).

2.3.3 Gesprächsführung und Aufbau einer guten therapeutischen Beziehung zu Kind und Eltern

Bei der Behandlung der PTB kommt es zu hohen Abbruchquoten. Auf den Aufbau einer vertrauensvollen und tragfähigen Beziehung zu Kind und Eltern sollte daher allergrößter Wert gelegt werden. Beim Beziehungsaufbau spielen die Art der Gesprächsführung und die innere Haltung des Therapeuten eine zentrale Rolle. Mit innerer Haltung ist hier die Bewertung des Ereignisses durch den Behandler gemeint, in dem Sinne, dass eine katastrophisierende Bewertung des Therapeuten (z. B. „Ein Kind, dass das überlebt hat, kann niemals normal leben.“) den Behandlungserfolg limitieren kann. Allgemeine Aspekte der Gesprächsführung mit Kindern und Jugendlichen werden etwa von Petermann (1996) formuliert und sind in Leitlinie 11 integriert.

L11 | **Leitlinie 11: Gesprächsführung und Aufbau einer guten therapeutischen Beziehung zu Kind und Eltern**

– Für das Kind durchschaubares und strukturiertes Handeln praktizieren.
– Keine falschen oder ungenauen Angaben machen.
– Empathie, Interesse und Respekt gegenüber Kind und Eltern vermitteln.
– Den sokratischen Dialog als Grundlage der Gesprächsführung mit Kind und Eltern nutzen.
– Die Eltern loben und validieren für jeden bisherigen Versuch, das Kind zu unterstützen – selbst wenn ihr Verhalten bislang vielleicht langfristig gesehen nur wenig hilfreich war.
– Dem Kind Verantwortung übertragen und es dadurch Kompetenzen erfahren lassen.
– Optimistische Erwartungen äußern.
– Modell für vertrauenvolles Verhalten sein.
– Verstärken von selbstexplorativen Äußerungen.

- Eindeutige und klare Rückmeldungen geben.
- Betonung der positiven Seiten des Kindes.
- Orientierung geben, z. B. indem Normen für erwünschtes Verhalten aufgestellt werden.
- Verstärken erwünschten Verhaltens.
- Löschen unangemessener Verhaltensweisen durch Ignorieren bzw. Unterbrechen.

Folgende *Regeln zum Aufbau einer vertrauensvollen therapeutischen Beziehung* unter dem Aspekt der Behandlung einer Traumafolgestörung sollten berücksichtigt werden:

- Idealerweise sollte es nicht zu häufigem Personenwechsel in Diagnostik und Therapie kommen. In großen stationären Einrichtungen sollten Dienst- und Einsatzpläne entsprechend angepasst werden.
- Wird der Behandlungsbeginn immer wieder verschoben, werden geduldig neue Termine angeboten.

Viel Kontrolle gewähren

- Das Kind bzw. Elternteil erhält soviel Kontrolle über äußere Bedingungen der Behandlung wie möglich (Sitzplatz, Lichtverhältnisse, Abfolge und Beginn von Interventionselementen etc.). Grund: Kontrast herstellen zum Erleben von Kontrollverlust während des Traumas.
- Am Ende jeder Sitzung wird die Rückmeldung des Kindes (bzw. des Elternteils) erbeten zu (a) dem, was für es heute das Wichtigste war, (b) Aspekten der Behandlung, die es sich anders wünscht/die geändert werden sollten, (c) Dingen, die so unangenehm waren, dass es vielleicht nicht gerne wiederkommen würde. Grund: Kontrolle installieren, Verständnis des Kindes für Therapieinhalte überprüfen, Wunsch nach Therapieabbruch frühzeitig erkennen.
- Standardisierte Diagnostik findet nicht in der ersten, sondern frühestens in der zweiten Sitzung statt.

Der Therapeut zeigt, dass er belastbar ist

- Der Therapeut fragt detailliert nach Aspekten der Traumatisierung, signalisiert dem Kind damit, dass er den Bericht über schreckliche Dinge ertragen kann und belastbar ist und zeigt, dass er keine Scheu hat, die Dinge beim Namen zu nennen (z. B. bei der Exploration sexueller Traumata). Er wiederholt Teile des Berichtes, zeigt Empathie und spiegelt die Gefühle des Kindes wider.

Zentrale Elemente der KBT sind das Schaffen einer sicheren Situation. Wichtig ist es, keine Konkurrenz zu den Eltern oder Betreuungspersonen aufzubauen: Die Rolle des Therapeuten ist es, dem Kind wie den Eltern zu helfen, langfristig wieder ohne seine Unterstützung weiter zu gesunden.

Emotionen widerspiegeln

Gesprächsführung mit Kind und Elternteil: Die Konfrontation mit den traumatischen Erinnerungen ist für Diagnostik und Behandlung unerlässlich, aber gefürchtet von den Patienten und möglicherweise auch von den Eltern. Zentrales Element der Gesprächsführung ist das Widerspiegeln, Verbalisieren und Validieren der Emotionen des Gesprächspartners. Das Kind bzw. Elternteil wird darin bestärkt, detailliert Gedanken, Gefühle und Körperempfindungen zu äußern, die es/er während oder infolge der Traumatisierung hatte. Der Therapeut sollte deutlich machen, dass er erfahren darin ist, mit Kindern zu sprechen, die belastende Erlebnisse hatten, und mit deren Eltern. Ziel ist, Kind und Eltern zu helfen, das Geschehen einzuordnen und angemessen zu interpretieren. Der Therapeut drückt dezidiert seinen Respekt für die Gefühle des Kindes/des Elternteils aus und macht deutlich, dass er es als Privileg erachtet, die Erfahrungen mit ihm zu teilen, und lobt für den Mut, vom Geschehenen zu berichten.

Die therapeutische Haltung ist in der kognitiv-behavioralen Therapie geprägt von der Vorstellung, dass alle Beteiligten – Kind, Elternteil und Therapeut – gemeinsam ein Team bilden, um die PTB zu behandeln. Der Therapeut bringt sein professionelles Wissen ein – Kind und Elternteil aber bringen das genauso notwendige Wissen über die eigenen Gefühle, Gedanken und Handlungen ein. Der Therapeut sollte sich als jemand sehen, der an der Seite des Kindes bzw. des Elternteils steht und sich anstrengt, die Welt aus deren Sicht sehen zu lernen, um genau verstehen zu können, warum Kind und Eltern damals und heute so handeln, wie sie es taten/tun. Der Therapeut „doziert“ nur so wenig als nötig über „richtige Bewältigungsstrategien“, sondern versucht – in altersangemessener Weise – Kind und Eltern selbst hilfreichere Bewertungen bzw. Lösungsmöglichkeiten finden zu lassen. Dieses Ziel, Lernende selbst auf Erkenntnisse kommen zu lassen, ist die Grundlage des so genannten sokratischen Dialoges.

Eltern benötigen Verständnis und Würdigung ihrer bisherigen Bewältigungsversuche

Der Wille der Eltern, das Kind zu entlasten und bei der Bewältigung der traumatischen Ereignisse zu unterstützen, und sei es bislang auch mit wenig günstigen Methoden, sollte angemessen gewürdigt werden. Eltern erleben die Traumatisierung ihres Kindes oft als fatales Versagen ihrer elterlichen Kompetenzen („Ich konnte mein Kind nicht schützen.“). Diese Erfahrung resultiert oft in überbehütendem Erziehen und starken Schuldgefühlen. Daher benötigen Eltern das Verständnis, den Respekt und die Würdigung durch die Therapeuten in gleicher Weise wie das Kind. Sind sie selbst Opfer von Traumatisierung geworden, so ist auch dies im Beziehungsaufbau zu berücksichtigen.

2.3.4 Psychoedukation und Entwicklung eines idiosynkratischen Störungsmodells

L12	Leitlinie 12: Psychoedukation und Entwicklung eines idiosynkratischen Störungsmodells

– Psychoedukation hinsichtlich üblicher Traumafolgen für Kind und Eltern steht am Anfang der Behandlung. Sie beinhaltet folgende Punkte: Fakten zu den Symptomen und der Häufigkeit der PTB, Fakten zu der jeweiligen Form der Traumatisierung, z. B. zu sexuellem

Kindesmissbrauch (Definition, Prävalenz, wer die Opfer sind und wer verantwortlich ist, wie die Reaktionen eines Kindes sein können) und Fakten zur Behandlung (Ablauf, Dauer, Erfolg etc.) können besprochen und mit Hilfe von Informationsblättern anhaltend vermittelt werden.
- Zur Entwicklung eines idiosynkratischen Modells der Störung werden Auslöser von Intrusionen und mit den Intrusionen verbundene Gedanken, Gefühle und Reaktionen miteinander in Beziehung gesetzt. Wichtig hierbei ist, auf altersangemessene Weise gemeinsam mit dem Kind bzw. auch mit den Eltern zu erarbeiten, wie eine Wahrnehmung zum Auslöser einer Intrusion, eine Intrusion zur Aktivierung einer dysfunktionalen Bewertung, und die mit der dysfunktionalen Bewertung verbundenen Gefühle zum Einsatz von Strategien zur Beendigung dieser unangenehmen Gefühle führen.
- Zum Schluss ist wichtig zu demonstrieren und zu erfassen, welche Konsequenzen der Einsatz von vermeidenden Strategien wie z. B. der Gedankenunterdrückung hat (dass sie nämlich dazu führen, dass Intrusionen häufiger statt weniger häufig werden).
- Verhaltensanalysen werden auf altersangemessene Weise gemeinsam mit dem Patienten zu spezifischem dysfunktionalem Verhalten erarbeitet, um auf dieser Basis auslösende Bedingungen, Vulnerabilitätsfaktoren und die jeweiligen Konsequenzen des Verhaltens analysieren zu können.

Die Psychoedukation über die üblichen Folgen einer Traumatisierung dient der Entlastung des Kindes und der Eltern und der Entpathologisierung der Symptomatik („Die Symptome bedeuten nicht, dass du verrückt wirst oder etwas mit dir nicht stimmt, das geht den meisten Kindern so, die etwas ähnliches erlebt haben. Die meisten haben mir erzählt, dass sie auch … hatten …“).

Ein persönliches Modell der Aufrechterhaltung der PTB-Symptome wird erarbeitet

Entwicklung eines idiografischen Störungsmodells: Aus der ausführlichen therapiebezogenen Diagnostik der PTB-Symptome und bisherigen Bewältigungsstrategien leitet sich die Entwicklung eines persönlichen Modells der Störung ab. Hierzu werden die am meisten belastenden Intrusionen aktiviert, die mit ihnen verknüpften Emotionen und Kognitionen, sowie die Reaktion auf ihr Auftreten, werden erfragt und in ein grafisches Schema der Aufrechterhaltung der Symptomatik integriert. Diese Teilintervention beinhaltet bereits eine erste, kurze Expositionsphase: Das Kind wird gebeten, eine belastende Erinnerung kurz zu schildern. Befürchtet das Kind starke negative Konsequenzen einer solchen kurzen Exposition, so werden diese zunächst mit Hilfe kognitiver Methoden bearbeitet und wenn möglich verändert (vgl. die Leitlinie 14). Folgende Aspekte werden hernach erfasst: Gefühle und Gedanken während und kurz nach dem Trauma, mit den Intrusionen verbundene Kognitionen und Emotionen, Strategien der Vermeidung oder Beendigung traumaassoziierter belastender Gefühle (wie z. B. Gedankenunterdrückung, Grübeln, aber auch sich selbst verletzen, Drogen konsumieren, Hochrisikoverhalten zeigen etc.) und typische Auslöser von Intrusionen (vgl. Steil et al., 1997). Ab einem Alter von ca. 8 bis 9 Jahren kann hierzu mit dem Kind das in Abbildung 5 beispielhaft dargestellte Schema verwendet werden, mit den Eltern kann das Störungsmodell immer mit Hilfe des abgebildeten Schemas erläutert werden. Hier schon sollten der Patient

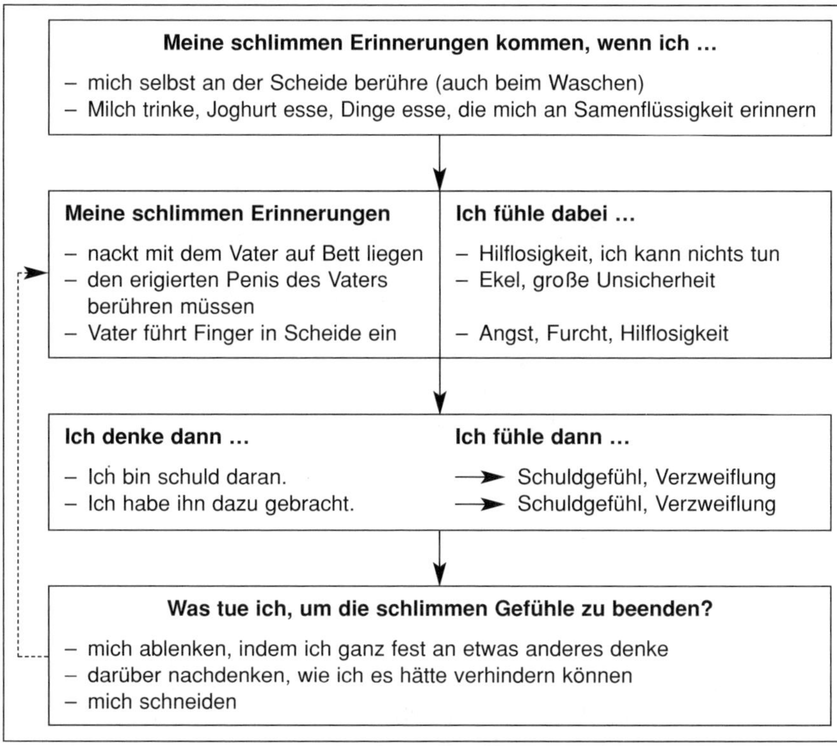

Abbildung 5: Beispiel eines grafischen Schemas zur Darstellung des individuellen Modells der Symptomatik (am Beispiel einer Patientin mit PTB nach sexuellem Missbrauch durch den Vater)

und die Eltern immer wieder auf den Zusammenhang zwischen Gefühlen, Gedanken, körperlichen Reaktionen und Reaktionen der Vermeidung aufmerksam gemacht werden. Das Verhaltensexperiment zu den weißen Bären (vgl. Leitlinie 14) kann sowohl in der Arbeit mit dem Kind als auch mit den Eltern eingesetzt werden, um zu demonstrieren, auf welche Weise Gedankenunterdrückung zur Aufrechterhaltung der intrusiven Erinnerungen führt.

Verhaltensanalysen helfen Kind, Eltern und dem Therapeuten, ungünstige Verhaltensweisen besser zu verstehen

Verhaltensanalysen dienen dazu, Gefühle, Gedanken und Handeln in problematischen Situationen genau zu analysieren und zu reflektieren und dem Patienten (bzw. den Eltern) zu helfen, ungünstige Reaktionen besser zu verstehen. Das Schema folgt folgenden Fragen:

1. Wie genau lässt sich die Problemsituation beschreiben?
2. Wie waren die vorausgehenden Bedingungen?
3. Welche Faktoren haben den Patienten anfällig gemacht für eine problematische Reaktion?
4. Was waren die Konsequenzen des Verhaltens?
5. Wie könnte das Kind anders mit der problematischen Situation umgehen?

6. Wie könnte das Kind verhindern, zukünftig noch einmal in solch eine schwierige Situation zu kommen?
7. Gegebenenfalls Wiedergutmachung: Welche Möglichkeiten der Wiedergutmachung gibt es?

Ihr Einsatz ist zur Diagnostik zu empfehlen, aber vor allem auch zur Verhaltensänderung z. B. bei selbstschädigendem Verhalten. Mit Kindern und Jugendlichen bis ca. 15 Jahren sollte eine Verhaltensanalyse immer von Therapeut und Patient gemeinsam erarbeitet werden. Bei Jugendlichen ab 15 Jahren kann das Erarbeiten einer Verhaltensanalyse auch als Aufgabe zur selbstständigen Durchführung gegeben werden, wenn es zunächst gemeinsam geübt wurde. Die Ergebnisse der Verhaltensanalysen können nach und nach in das Störungsmodell integriert werden. In den Materialien findet sich die Vorlage für eine beispielhafte Verhaltensanalyse.

Hilfreiche Materialien

– Eine *Vorlage für eine Verhaltensanalyse* findet sich in M03 (vgl. Kapitel 4, S. 111).

2.3.5 Durchführung des Trainings in Emotionsregulation

Patienten mit schwerer PTB nutzen schädliche Verhaltensweisen, um belastende Emotionen zu beenden

Viele Symptome einer komplexen und multi-komorbiden PTB ergeben sich aus der Vermeidung von emotionalen Zuständen, die als zu belastend erlebt werden: Der Patient benutzt schädliche Verhaltensweisen, um solche aversiven Emotionen zu beenden. So z. B. halten Gedankenunterdrückung und Grübeln als Vermeidungsverhalten über negative Verstärkung langfristig die Symptomatik aufrecht (vgl. die Beschreibung der kognitiven Modelle der PTB unter Kapitel 1.6.3). In schweren Fällen schädigt der Patient sich selbst, indem er sich Verletzungen zufügt oder Drogen nimmt und dadurch eine Reduktion der belastenden Emotion herbeiführt. Als letzte Konsequenz kann eine Selbsttötung erfolgen, weil der Patient sich nicht in der Lage sieht, die negativen Emotionen weiterhin zu ertragen.

Es gilt mittlerweile als empirisch gesichert, dass Patienten mit schwerer komplexer PTB, ähnlich wie Patienten mit Borderline-Störungen (BPS), unter sehr intensiven aversiven Emotionen leiden. Diese werden, im Gegensatz zu einer Vielzahl auslösender Situationen bei der BPS, jedoch primär durch spezifische, trauma-assoziierte Stimuli ausgelöst. Diese aversiven Emotionen (vornehmlich Angst, Hilflosigkeit, Schuld, Scham, Selbstverachtung und Ekel) erreichen bei Patienten mit schwerer und multi-komorbider PTB entweder sehr hohe Amplituden, und drohen dadurch dissoziative Phänomene auszulösen, oder werden durch dysfunktionale Verhaltensmuster wie Selbstverletzung oder Intoxikation beantwortet. Dies verhindert therapeutisch beabsichtigte Lernprozesse im Sinne von Habituation, kontextspezifischer Assoziation oder Relativierung von Erwartungshaltungen. Insbesondere dissoziative Phänomene verhindern sowohl explizite als auch implizite Lernprozesse. Die Vermittlung von Fertigkeiten zum Selbstmanagement von Stressregulation und zur Modulation der Emotionen, ohne in die oben beschriebenen Fluchtmechanismen auszuweichen, ist daher eine zentrale Bedingung, um therapeutische Veränderungen zu erzielen und Probleme der Verhaltenskontrolle wie z. B. Selbstverletzung zu behandeln.

Bei schwerer PTB ist die Vermittlung von Fertigkeiten zur Emotionsregulation zentral

L 13 Leitlinie 13: Durchführung des Trainings in Emotionsregulation

- Ziel von Programmen zur Emotionsregulation ist es, den Patienten dazu zu befähigen, dass er eine negative Emotion ertragen kann, ohne sie zu bekämpfen oder zu beeinflussen.
- Empfohlen hierzu wird das für die Anwendung bei Jugendlichen modifizierte Fertigkeitentraining der Dialektisch-Behavioralen Therapie nach Linehan (Miller, Rathus & Linehan, 2007), in welches auch die Eltern eingebunden werden können.
- Die Patienten lernen, (a) die Intensität der jeweiligen aversiven Emotionen auf einer Skala von 0 (keine Belastung) bis 100 (maximale Belastung) einzuordnen, (b) Emotionen und die ihnen zugeordneten Handlungsimpulse genau zu erkennen und zu unterscheiden und (c) selbst zu überprüfen, ob die jeweilige Emotion gerade angemessen ist oder nicht. Ist sie nicht angemessen, so erlernen die Patienten gezielte Techniken, um die Emotion bzw. die Belastung abzuschwächen.
- Die Eltern sollten ebenfalls die Grundzüge dieser Emotionsregulationsstrategien kennenlernen.
- Antidissoziative Skills sind besonders empfehlenswert, weil sie eingesetzt werden können, um Dissoziation zu unterbrechen oder zu verhindern.

Empfehlenswert für ein Training des Kindes oder Jugendlichen in Emotionsregulation ist die Anwendung des Fertigkeitentrainings der Dialektisch-Behavioralen Therapie (DBT), welche sich als effiziente Behandlung bei BPS erwiesen hat (vgl. Bohus et al., 2004; Lieb et al., 2004; Robins & Chapman, 2004). Diese Fertigkeiten wurden entwickelt, um Patienten zu helfen, ihre Emotionen selbst besser regulieren zu können, Abstand zum gegenwärtigen Erleben zu bekommen und in Krisensituationen eine Senkung der emotionalen Belastung herbeizuführen, die ein planvolleres, problemlösendes Verhalten erst ermöglicht. Die Leitlinien der Arbeitsgemeinschaft Wissenschaftlich Medizinischer Fachgesellschaften (AWMF) zur Behandlung von selbstverletzendem Verhalten bei Jugendlichen und Kindern empfehlen diese therapeutische Intervention für suizidale oder sich selbst verletzende Jugendliche (Deutsche Gesellschaft für Kinder- und Jugendpsychiatrie und Psychotherapie u. a., 2007)

Empfehlenswert zur Verbesserung der Emotionsregulation ist die DBT

Die DBT-Behandlungsstrategien, ursprünglich zur Behandlung suizidaler Patientinnen entwickelt und mittlerweile bei einer Vielzahl von Störungsbildern eingesetzt, welche mit Problemen der Emotionsregulation einhergehen, zielen ab auf die Verbesserung der Lebensqualität der Patienten, auf die Beendigung von lebensbedrohlichem und selbstverletzendem Verhalten, therapiestörendem Verhalten und auf die Bewältigung schwerer Lebensprobleme. Eine Anpassung des Vorgehens für die Behandlung von Jugendlichen haben Miller, Rathus und Linehan vorgelegt (Miller, Rathus & Linehan, 2007). Eine große Zahl der typischen Probleme und dysfunktionalen Verhaltensweisen der Patienten mit schwerer und chronischer PTB, wie z. B. schwere Dissoziation, selbstverletzendes oder suizidales Verhalten, Essattacken oder Brechanfälle, basiert ebenfalls auf Defiziten in den Fähigkeiten zur affektiven Selbstregulation. Bei der Analyse der bislang empirisch belegten Risikofaktoren für die Entstehung einer PTB kommt z. B. Koenen (2006) zu dem Schluss, dass eine Störung der Selbstregulation möglicherweise für eine Traumatisierung bzw. die Ausbildung einer PTB vulnerabel machen könnte.

Im Rahmen des Trainings solcher Fertigkeiten lernen die Patienten die *Intensität* der jeweiligen aversiven Emotionen situativ zu skalieren. Unter Hochstressbedingungen werden starke sensorische Reize (Schmerzreize, Kältereize, Geruchsreize und haptische Stimuli) eingesetzt, um die Belastung durch starke negative Emotionen zu senken. Im zweiten Schritt lernen die Patienten distinkte, *kategoriale* Emotionen und deren zugeordnete Handlungsimpulse bzw. Assoziationen rasch zu identifizieren und im Selbstmanagement zu überprüfen, ob diese im gegenwärtigen Kontext angemessen sind. Fertigkeiten zur Emotionsmodulation beinhalten die kognitive Ebene (z. B. Realitätstestung durchführen bei starken Gefühlen), die Ebene der Informationsselektion (Wohin lenke ich meine Aufmerksamkeit?), und des Verhaltens (z. B. entgegengesetztes Handeln bei Angst). In aller Regel sind die Patienten in der Lage, diese Skills nach vierwöchigem intensivem Training im Selbstmanagement anzuwenden.

Auch zur Anwendung bei Kindern kann das Skillstraining angepasst werden. Alle Interventionen, welche den Ausdruck von Emotionen beim Kind fördern und die Regulation bzw. das Coping mit den Emotionen verbessern, sind geeignet. Man kann z. B. eine Liste von Empfindungen zusammenstellen, welcher das Kind Bilder von Kindern und Erwachsenen zuordnen soll. Rollenspiele können durchgeführt werden (Wie schaut jemand aus, der fröhlich, traurig, ängstlich, ärgerlich etc. ist?). Am Beispiel des Ärgers erlernt das Kind, Emotionen anderen Menschen gegenüber angemessen zum Ausdruck zu bringen. Auf dem Markt sind eine Reihe von Materialen verfügbar um Emotionsdifferenzierung zu trainieren, dies reicht von Bilderbüchern zu Emotionsquartetts (also Kartenspiele). Wie immer müssen die Methoden dem Alter und Entwicklungsstand angemessen angewendet werden. Weiterhin können Kinder und Jugendliche zur Verbesserung der Emotionsregulation ein Entspannungsverfahren (imaginative Techniken bzw. Progressive Muskelrelaxation) erlernen.

Körperliche Aktivität und starke sensorische Reize reduzieren Dissoziation

Zur Beendigung oder Prävention dissoziativer Erfahrungen hat sich – abgeleitet aus dem Fertigkeitentraining der DBT – die Induktion starker Sinneswahrnehmungen bewährt, wie z. B. das durch die Patientin selbst gesteuerte Auflegen von Eis- oder Kühlbeuteln auf die Hand oder den Arm, das Riechen an einem Fläschchen mit Pfefferminzöl, das Drücken eines Schmerzpunktes zwischen Daumen und Zeigefinger der Hand. Ebenfalls geeignet ist körperliche Belastung wie z. B. Treppen laufen, hüpfen, auf einem Bein balancieren. Um Dissoziation zu verhindern können z. B. Expositionselemente der Behandlung im Stehen oder auf dem Fahrradergometer durchgeführt werden. Alles, was zu körperlicher Aktivierung führt, ist geeignet, das Ausmaß der Dissoziation zu vermindern.

Leidet ein Kind oder ein Jugendlicher unter schwerer PTB-Symptomatik bzw. den oben genannten typischen komorbiden Störungen oder Problemen, so ist es angezeigt, solche Techniken der Emotionsregulation *vor Beginn konfrontativer Elemente der Intervention* einzuführen und zu üben. In das Erlernen des Trainings zur Emotionsregulation sollten die Eltern oder Betreuungspersonen integriert werden. Die Durchführung eines „Familienskillstrainings" bei jugendlichen Patienten beschreiben Miller, Rathus, DuBose, Dexter-Maza und Goldklang (2007). Eine Besonderheit ist hier, dass der oder die Jugendliche in die Lage versetzt werden soll, durch den Erwerb von z. B. interpersonellen Fertigkeiten auch selbst Änderungen in der sozialen Umwelt zu bewirken.

Hilfreiche Materialien

- Eine Instruktion für Konzentriertes Atmen (angelehnt an Cohen, Mannarino & Deblinger, 2006) findet sich in M07 *Entspannungstraining für jüngere Kinder* (vgl. Kapitel 4, S. 119).

2.3.6 Durchführung der kognitiven Interventionselemente

L 14 **Leitlinie 14: Durchführung der kognitiven Interventionselemente**

- Ziel kognitiver Interventionen ist das angemessene Interpretieren und Einordnen des Geschehenen.
- Besonders zu beachten ist bei Kindern und Jugendlichen, dass die Traumatisierung zu einem Zeitpunkt geschieht, zu dem sich Konzepte zu persönlicher Sicherheit, Kontrolle und moralischem Verhalten erst herausbilden.
- Die Basis kognitiver Interventionen ist das geleitete Entdecken. Mit Hilfe typischer kognitiver Interventionen werden unangemessene Interpretationen und Überzeugungen relativiert und verändert. Folgende Techniken kommen zum Einsatz:

Techniken	Beispiele
Demonstrationen zum Zusammenhang zwischen Gedanken und Gefühlen	„Immer, wenn ich denke, dass ich es hätte verhindern können, fühle ich mich noch trauriger und schlechter.“
Die Betrachtung von Befürchtungen und Erwartungen als Hypothesen, die man testen kann sowie der Gebrauch von Wahrscheinlichkeitsschätzungen, Beweissammlung und Verhaltensexperimenten, um Überzeugungen und Erwartungen zu überprüfen	„Du befürchtest, dass du nicht mehr aufhören kannst zu weinen, wenn du mir genau erzählst, was passiert ist. Wie lange genau würdest du weinen? Was war die längste Zeit, die du jemals geweint hast …?“ „Wie würdest du darüber denken, wenn ein anderes Kind sich so verhalten hätte wie du?“
Advocatus diaboli-Technik	„Du sagst, du hättest dich mehr wehren müssen gegen deinen Vater. Warum hast du dich nicht gewehrt? Was dachtest du, würde passieren, wenn du dich wehren würdest?“
Dem Patienten helfen, sich mit den Augen des Menschen zu sehen und zu beurteilen, der er vor der Traumatisierung oder währenddessen war, bzw. sein Handeln auf der Grundlage der Informationen zu beurteilen, die ihm vor oder während des Traumas zur Verfügung standen	„Du denkst darüber nach, warum du dich damals so und nicht anders verhalten hast. Lass uns die Zeit zurückdrehen bis kurz vor dem Ereignis, und lass uns genau überlegen, was du damals empfunden und gedacht hast. Hast du erwartet, dass so etwas passieren würde? Was hättest du getan, wenn du gewusst hättest, was passieren würde?“
Die Entwicklung alternativer und hilfreicher Gedanken und Erwartungen	„Wenn ich anderen von den belastenden Erinnerungen erzähle, werde ich vielleicht recht traurig werden und weinen müssen, aber das wird vorüber gehen. Ich werde nicht die Kontrolle über mich verlieren, und die anderen werden wahrscheinlich gut verstehen können, warum ich so traurig bin.“

- Häufige Themen sind hierbei die Verantwortung für das Geschehene und das eigene Selbstbild.
- Verhaltensexperimente werden gezielt zur Überprüfung bestimmter Annahmen und Befürchtungen geplant und durchgeführt, z. B. zur Wirkung von Gedankenunterdrückung.
- Die Reduktion des Einsatzes von Strategien kognitiver Kontrolle über Intrusionen ist ein wichtiges Ziel kognitiver Interventionen.
- Bei Opfern von interpersoneller Gewalt sollten Risikofaktoren für eine erneute Viktimisierung in der Zukunft (wie z. B ein extrem geringer Selbstwert oder die Überzeugung, es nicht anders verdient zu haben) analysiert und reduziert werden.

Angemessene Interpretation und Einordnen des Geschehenen: Kindern und Jugendlichen muss im Rahmen der Behandlung der PTB Gelegenheit gegeben werden, angemessene Schemata von persönlicher Sicherheit, von Kontrolle und unter Umständen von moralischem Verhalten *erst zu lernen und zu entwickeln* (vgl. Black, 1998; Pynoos et al., 1995). Hier übernimmt der Therapeut die Rolle eines Erziehers. Nach Traumatisierung durch interpersonelle Gewalt erscheint es z. B. sinnvoll, dem Kind klare Strukturen zur Beurteilung von angemessenem (z. B. Wut empfinden und zeigen) bzw. unangemessenem sozialem Verhalten (z. B. Gewaltanwendung) zu bieten (vgl. Black, 1998). Kinder und Jugendliche brauchen weit mehr als Erwachsene Unterstützung bei der Elaboration traumatischer Erlebnisse und – sollte sich die entsprechende Hypothese über deren Bedeutsamkeit für die erhöhte Vulnerabilität für PTB bei Kindern und Jugendlichen als richtig erweisen – eine gezielte Förderung konzeptgesteuerter Verarbeitung der traumatischen Informationen. Diese beinhaltet das genaue Erarbeiten, was wann aus welchem Grund passiert ist, wer Verantwortung für das Geschehene trägt, welches Verhalten moralisch richtig oder falsch ist, etc. Beispiele sind:

Kinder benötigen viel Unterstützung bei der angemessenen Einarbeitung des Geschehenen

- Ein Junge, der Opfer eines von einem betrunkenen Autofahrer verursachten schweren Unfalls wurde, bei dem sein bester Freund ums Leben kam, erhält die Aufgabe, bei seinem Rechtsanwalt nachzufragen, ob und wann denn der Täter bestraft werden wird – der Junge kann nicht verstehen, warum dieser bis zur Verhandlung frei herumlaufen darf.
- Ein Mädchen, dessen Vater in seiner Anwesenheit die Mutter tötete, erfährt, dass der Vater sich aufgrund einer Intervention der Therapeutin bei ihm für den Verlust der Mutter und für seine Tat entschuldigt. Es erfährt, dass der Vater falsch gehandelt und ein Verbrechen begangen hat, dass es in Ordnung ist, Wut verbal zu äußern, dass es aber nicht in Ordnung ist, Wut durch körperliche Gewalt auszudrücken.
- Ein Mädchen, das sexuellen Missbrauch erlitten hat, wird darüber aufgeklärt, dass dies ein Verbrechen ist, dass kein Mensch das Recht hat, über ihren Körper und ihre Sexualität zu verfügen.

Restrukturierung kritischer Überzeugungen: Basis kognitiver Intervention ist der sokratische Dialog und das geleitete Entdecken. Das Kind lernt, wie Gedanken Gefühle beeinflussen und umgekehrt. Dies wird zunächst anhand nicht-traumarelevanter Beispiele geübt. Im Zentrum steht dann die Identifikation zentraler dysfunktionaler Kognitionen. Geduldig lässt der Therapeut das Kind prüfen, ob seine Einstellungen, Überzeugungen und Interpretationen zum Trauma und seinen Folgen angemessen und hilfreich oder wenig angemessen und dysfunktional sind. Wo dem Kind Informationen zur Beurteilung fehlen, gibt er sie oder vermittelt sie. In einem zweiten Schritt werden im Sinne der Spaltentechnik hilfreiche Kognitionen gesucht, mit denen das Kind die maladaptiven Kognitionen in kritischen Situationen ersetzen kann („Wie würde ich mich fühlen, wenn ich so darüber denken würde?"). In der Imagination kann die Implementierung der neuen, hilfreichen Kognition geübt werden. Hilfreich ist ferner ein Selbstinstruktionstraining für das Kind.

Das Kind überprüft mit Hilfe des Therapeuten, ob es seine Verantwortung für das Geschehene richtig einschätzt

Schuld und Verantwortung: Häufig schreiben sich PTB-Patienten in sehr unangemessener Weise selbst die Verantwortung für weite Teile des traumatischen Geschehens zu (so sind Opfer sexuellen Missbrauchs häufig der Ansicht, durch ihr Verhalten/ihre Persönlichkeit die sexuelle Gewalt verursacht zu haben). Zunächst muss das Ausmaß der eigenen Verantwortungszuschreibung erfasst werden. Hierzu sammeln Kind und Therapeut, wer bzw. welche Umstände Anteil an der Verantwortung für die Traumatisierung bzw. für bedeutende Elemente daraus tragen könnten. Zunächst analysieren Therapeut und Patient gemeinsam die Vorgänge und Handlungen während des traumatischen Geschehens, wie auch die wahrscheinlichen Konsequenzen alternativer Verhaltensweisen. „Was wäre passiert, wenn du dich so verhalten hättest? Warum hast du dich so und nicht anders verhalten?". Diese Frage erlaubt dem Kind, noch einmal detailliert die Gründe für sein Handeln zusammenzutragen. Visualisierungstechniken, wie etwa das Zeichnen eines „Schuldkuchens" (ein Tortendiagramm, in das man die einzelnen Anteile einzeichnet) erlauben das bessere Erinnern einzelner Bewertungen und auch den Vergleich mit dem neuen „Schuldkuchen", der sich aufgrund der alternativen Bewertungen ergibt.

Scham: Opfer von Gewalterfahrungen, insbesondere von sexualisierter Gewalt, empfinden häufig starke Scham bei der Konfrontation mit traumarelevanten Reizen bzw. dann, wenn sie mit anderen über ihre Erfahrungen sprechen. Scham ist eine starke soziale Emotion, die als Handlungsimpuls die Flucht aus der Situation nahe legt. Scham tritt immer dann auf, wenn wir befürchten, an sozialer Bedeutung bzw. Attraktivität zu verlieren – z. B. wenn wir gedemütigt oder bloßgestellt werden. Scham soll den Einzelnen davor bewahren, sich vor anderen zu blamieren. Scham ist meist deutlich in der Körperhaltung, Mimik und Gestik erkennbar: Sie ist von Gedanken begleitet wie „Ich bin schlecht, verwerflich, verabscheuungswürdig". Die von dem Gefühl Betroffenen senken den Blick, meiden Augenkontakt, drehen den Kopf weg, und drehen häufig auch den Oberkörper in seiner Achse vom Gegenüber weg. Jugendliche oder Kinder verstecken möglicherweise das Gesicht hinter den Haaren oder unter der Kapuze eines Kapuzenpullovers. Wenn Scham stark aktiviert wird, dann kann dies das Risiko eines Therapieabbruchs erhöhen. Daher sollte der Therapeut bei Opfern von sexualisierter Gewalt das Thema Scham frühzeitig ansprechen und bearbeiten. Sehr bewährt zur Bewältigung von Scham direkt in der Situation hat sich entgegengesetztes Handeln auf körperlicher Ebene: Man fordert das Kind/die Jugendliche auf, den Blickkontakt wieder zu suchen, den Kopf zu heben, den Körper gerade zu richten („Versuche doch mal, dich wie eine Flamencotänzerin hinzustellen …").

Entgegengesetztes Handeln hilft gegen Scham

Verhaltensexperimente: Zur Überprüfung bestimmter Annahmen oder Befürchtungen werden Verhaltensexperimente eingesetzt. So kann man z. B. mit Hilfe eines Experiments zu den Folgen von Gedankenunterdrückung das Kind erleben lassen, ob man tatsächlich seine Gedanken steuern kann oder nicht: Man bittet es, in der nächsten Minute an alles Mögliche zu denken, bloß nicht an weiße Bären (oder einen anderen festgelegten Reiz). Das Kind wird erleben, dass es nicht vermeiden kann, an den festgelegten Reiz zu denken. Die Rolle der Gedankenunterdrückung bei der Aufrechterhaltung seiner belastenden Erinnerungen an das Trauma kann dann besprochen werden. Das Kind erhält die Hausaufgabe, für einige Tage die belastenden Erinnerungen nicht zu bekämpfen und zu beobachten, ob sie dann häufiger oder weniger häufig auftreten bzw. ob sich am Grad der Belastung etwas verändert.

Verhaltensexperimente zeigen paradoxe Wirkung der Gedankenunterdrückung

Vermindern der Strategien kognitiver Kontrolle: Die aufrechterhaltende Bedeutung der Gedankenunterdrückung, des Grübelns oder anderer Strategien kognitiver Vermeidung wird mit dem Kind erarbeitet, im Rahmen von Hausaufgaben wird die Reduktion dieses Verhaltens geübt.

Verhindern erneuter Viktimisierung: Opfer von sexueller Gewalt in der Kindheit haben ein erhöhtes Risiko, auch zukünftig im Leben wieder Opfer von Gewalt zu werden (vgl. Arata, 2002; Classen, Palesh & Aggarwal, 2005). Grundlage für die Verhinderung erneuter Viktimisierung ist eine genaue Analyse der Situationen und/oder Persönlichkeitsmerkmale, die den Betroffenen dafür vulnerabel gemacht haben, Opfer von Traumatisierung zu werden. Als mögliche Ursachen kommen in Frage: Faktoren, die sich aus der Symptomatik der PTB ergeben (wie Dissoziation, affektive Dysregulation, Substanzgebrauch, Konzentrationsstörungen, aggressives Verhalten, Reizbarkeit etc.), können angemessene Reaktionen in sozialen bzw. gefährlichen Situationen beeinträchtigen. Kognitive Faktoren wie ein extrem geringer Selbstwert oder die Überzeugung, es nicht anders verdient zu haben, führen dazu, dass die Patienten sich nicht wehren. Häufig haben sie als Kinder gelernt, Gewalt oder sexuelle Gewalt als Preis für Zuwendung zu akzeptieren. Auch eine nicht eindeutige Körpersprache oder der körperliche Ausdruck von Scham in einer bedrohlichen Situation können das Risiko erneuter Viktimisierung erhöhen.

Machen Symptome das Kind anfällig für erneute Viktimisierung, so muss dies in der Therapie bedacht werden

Bezüglich der Faktoren, die sich aus der Symptomatik selbst ergeben, sind die hierfür angezeigten Interventionen auch hilfreich dabei, das Risiko erneuter Viktimisierung zu senken (z. B. Erlernen antidissoziativer Skills etc.). Im Bereich sexueller Gewalt sind dies z. B. ein Training in der Identifikation von angenehmen und unangenehmen Berührungen, ein Training in der Durchsetzung eigener Wünsche und im Nein-Sagen etc. Hier können Rollenspiele bzw. das Spiel mit Puppen sehr hilfreich sein. Sexualisiertes Verhalten des Kindes, also unangemessene Berührung fremder und eigener Körperteile (z. B. ein Kind fasst einem Bekannten der Familie an den Penis) müssen thematisiert werden, da sie nicht nur mit der Traumageschichte des Kindes in Verbindung stehen, sondern in der Regel kurzfristig schwere soziale Konsequenzen nach sich ziehen und damit eine Spirale von Ausgrenzung und Reviktimisierung in Gang setzen können. Neben dem Erarbeiten, welche Berührungen an welchen Körperteilen angenehm für es selbst sind, gehört dazu auch mit dem Kind zu erarbeiten, welche Berührungen in anderen Kontexten angemessen sind. Ein eigenes Kapitel kann hierbei extrem sexualisierte Kleidung bei pubertierenden Mädchen sein.

Um eine Reviktimisierung zu verhindern, kann gemeinsam mit dem Kind eine angemessene Risikoeinschätzung verschiedener Situationen und Verhaltensweisen erarbeitet werden. Je nach Art des traumatischen Ereignisses können dann Handlungen geplant werden, die das aktuelle Sicherheitsgefühl und wenn möglich auch die Selbstwirksamkeit erhöhen. So kann ein Junge, der Opfer eines Überfalls wurde, an einem Selbstverteidigungskurs teilnehmen. Ein Mädchen, das beinahe bei einem Wohnungsbrand erstickt wäre, besucht die Feuerwehr und lernt wie man Feuerlöscher bedient und ihre Funktionsfähigkeit überprüft. Notrufnummern am Telefon, der Einbau besserer Wohnungsschlösser usw. können das subjektive Sicherheitsgefühl erhöhen. Bei interpersonaler Traumatisierung können Rollenspiele hilfreich sein, mit deren Hilfe das Verhalten in potenziell gefährlichen Situationen geübt wird. Allerdings muss an dieser Stelle auch das dialektische Dilemma zwischen Vorsichtsmaßnahmen zur Verhinderung erneuter Viktimisierung und Überbehütung bzw. Rückzug aus dem normalen Leben mit Kind und Eltern bearbeitet werden.

Durchführung der Interventionen mit sehr jungen Kindern: Bisweilen besteht Unklarheit, welche Elemente einer Traumatisierung das junge Kind überhaupt realisiert hat. Black (1998) empfiehlt, das Kind zu bitten, ein Bild zu malen, ohne thematische Vorgabe. Ihrer Erfahrung nach stellt das Kind meist ohne direkte Aufforderung dar, welche Elemente es erlebt hat. Zur Durchführung von Interventionen bei Kindern unter 2 Jahren existieren keine Studien und nur wenige Falldarstellungen (Scheeringa, 1999). Auch das kleine Kind sollte Informationen über die Traumatisierung und ihre Folgen erhalten, seine Wahrnehmungen sollten validiert werden. So wird z. B. empfohlen, mit Kindern die Grabstätten getöteter Angehöriger zu besuchen, den Sarg zu zeigen etc., weil das Konzept „Mami ist im Himmel" zu abstrakt für sie ist. Ganz besonders wichtig erscheint bei kleineren Kindern die Stärkung der erzieherischen Kompetenzen und der seelischen Gesundheit der betreuenden Personen. Im Zentrum der Interventionen mit dem Kind steht das Nachspielen der traumatischen Ereignisse als Form der Exposition.

Hilfreiche Materialien

- Für die Durchführung von kognitiven Interventionselementen kann auch M04 *Übungsblatt zum kognitiven Dreieck* (vgl. Kapitel 4, S. 113) verwendet werden.

2.3.7 Durchführung der Expositionselemente

Leitlinie 15 fasst die wichtigsten Punkte zur Durchführung der Expositionselemente der Behandlung der PTB zusammen.

L 15 **Leitlinie 15: Durchführung der Expositionselemente**

Es ist von größter Wichtigkeit, dass das Kind den Sinn des Einsatzes der Exposition und des Überprüfens von Einstellungen versteht, also das diesbezügliche Therapierational nachvollziehen kann. Hierzu stehen dem Therapeuten mehrere Möglichkeiten zur Verfügung:

- ein direktives, psychoedukatives Vorgehen,
- das Zurückgreifen auf Erfahrungen, die das Kind bereits in anderen Lebensbereichen mit der Habituation an negative Emotionen oder der Veränderung von Einstellungen gemacht hat („Hast du schon einmal erlebt, dass etwas, was am Anfang sehr schwierig war, mit der Zeit immer leichter für dich geworden ist?"),
- das Benutzen von Analogien und Bildern („Deine Erinnerungen sind vergleichbar mit einem Puzzle, das in seine Teile zerfallen ist. Wir wollen alles wieder zu einem Ganzen zusammensetzen, dazu müssen wir uns jedoch jedes Teil genau anschauen."; „In kaltes Wasser springen – erst unangenehm und dann spürt man es gar nicht mehr"; „Eine Wunde reinigen."; „Einen Schrank aufräumen"); der Einsatz kognitiver Methoden, um die bisherigen Strategien zur Bewältigung der Symptomatik (behaviorale und kognitive Vermeidung) gemeinsam auf ihre Wirksamkeit zu prüfen und alternative Bewältigungsmöglichkeiten zu sammeln („Wie bist du bislang mit den Erinnerungen umgegangen? Wie hilfreich war diese Strategie? Wie lange hat es geholfen? Welche anderen Möglichkeiten haben wir noch?"). Hilfreich ist hier der Einsatz eines Experimentes zu den paradoxen Konsequenzen der Gedankenunterdrückung (vgl. den Abschnitt zu kognitiven Interventionen).

Voraussetzungen für den Beginn der formalen Exposition sind:

Bei selbstverletzendem/ suizidalem Verhalten zu Therapiebeginn	– Keine Selbstverletzung mehr seit mind. 2 Wochen. – Keine *akute* Suizidalität mehr seit mind. 4 Wochen. – Kein Hochrisikoverhalten mehr seit mind. 2 Wochen.
Bei Substanzkonsum zu Therapiebeginn	– Kein Cannabiskonsum seit mind. 3 Wochen. – Kein Alkohol- oder Benzodiazepinkonsum seit mind. 4 Wochen.
Bei krisengenerierendem Verhalten zu Therapiebeginn	– Krisengenerierendes Verhalten wie z. B. Ausreißen und von der Polizei gesucht werden liegt mindestens 4 Wochen zurück.
Bei schweren Störungen der Emotionsregulation zu Therapiebeginn	– Der Patient ist in der Lage, *selbstständig* Skills zur Belastungstoleranz und antidissoziative Skills einzusetzen. Er/Sie konnte schon mehrfach schwierige Situationen mit Hilfe der Skills meistern bzw. Dissoziation in schwierigen Situationen reduzieren oder beenden.

Äußere Faktoren	– Der Patient ist nicht mehr in Gefahr, viktimisiert zu werden. – Patient und Familie haben keine akuten *schwerwiegenden* finanziellen Probleme (z. B. kein Geld, um Essen oder warme Kleidung zu kaufen, oder drohende Obdachlosigkeit). – Bei adoleszenten Patientinnen besteht keine Schwangerschaft. – Es besteht keine akute Krisensituation bezüglich der Familie des Patienten oder des weiteren sozialen Umfeldes (z. B. drohender Wechsel der Pflegeperson). – Es droht nicht der schon absehbare Tod einer nahestehenden Person, ein vergangener Trauerfall in der Familie liegt mindestens 3 Monate zurück.
Wissen über eigene Symptomatik und das Therapierational	– Patient und Eltern begreifen Symptome wie Intrusionen und Dissoziation nicht mehr als aus heiterem Himmel kommend, sondern kennen typische Auslösesituationen. – Der Patient und die Familie sind informiert darüber, dass der Beginn der formalen Exposition in der Regel zu einer kurzfristigen Verschlimmerung der Symptomatik führt. – Patient und Eltern haben die bisherigen Bewältigungsstrategien des Patienten in Bezug auf Intrusionen mit Unterstützung des Therapeuten analysiert und als nicht langfristig hilfreich eingeschätzt. – Patient und Eltern haben gemeinsam mit dem Therapeuten das Rational zur Durchführung von formaler Exposition erarbeitet und verstanden. – Bei Opfern von Gewalterfahrungen wurden die Bedeutung von Scham und die daraus sich entwickelnden Handlungsimpulse erarbeitet.
Voraussetzungen auf der Ebene der Kognitionen	– Der Patient und die Eltern kennen eigene typische Befürchtungen darüber, was bei der Exposition mit traumarelevanten Stimuli geschehen könnte, und konnten diese Befürchtungen im sokratischen Dialog mit der Therapeutin relativieren. – Der Patient hat gemeinsam mit der Therapeutin mindestens eine zentrale dysfunktionale Kognition zum Trauma und seinen Folgen (z. B. aus den Bereichen Schuld und Verantwortung, Selbstverachtung etc.) diskutiert und verändern können.
Motivationale Aspekte	– Der Patient ist bereit, einen neuen Weg des Umgehens mit den belastenden Erinnerungen auszuprobieren. *Er selbst hat die Entscheidung getroffen, Exposition durchzuführen, und sei es auch nur im Rahmen eines Verhaltensexperimentes.* – Der Patient hat zur Vorbereitung der formalen Exposition mit der Therapeutin gemeinsam überlegt, welche äußeren Bedingungen notwendig sind (Entlastung von anderen Aufgaben, räumliche Bedingungen, Planen, wer den Patienten danach unterstützt, Vorbereitung einer spezifischen Skillsauswahl, etc.). In diese Vorbereitungen sind die Eltern mit einbezogen.

Motivationale Aspekte	– Der Patient ist darüber informiert, dass er die Exposition an jeder Stelle und zu jedem Zeitpunkt abbrechen kann. Er weiß, dass er die Kontrolle hat, und dass ein Abbruch kein Versagen ist, sondern genutzt werden kann, um herauszufinden, was die Situation so unerträglich gemacht hat.

- Bei der Exposition in sensu wird das Kind angeleitet, die am meisten belastenden Erinnerungen in der Imagination nachzuerleben und in der Gegenwarts- und Ich-Form zu schildern. Wichtig ist dabei, dass bei dem Trauma vorhandene Gefühle reaktiviert werden. Der Therapeut kann das Kind durch die Vorstellungen führen. Übungen zu Imagination positiver Situationen können dieses Behandlungselement vorbereiten.
- In manchen Fällen kann es für Kinder eine Überforderung sein, über das traumatische Ereignis in Ich-Form und der Gegenwart zu sprechen. In diesen Fällen kann aus der aktuellen Perspektive erzählt werden („So wie es damals war.").
- Während der Durchführung der Exposition in sensu sollte der Therapeut sehr zugewandt sein und viel Lob spenden. Danach werden die Befürchtungen des Kindes, was passieren würde, wenn es die Erinnerungen nicht bekämpft, einer Realitätsüberprüfung unterzogen.
- Exposition in vivo sollte immer dann zur Anwendung kommen, wenn Traumatrigger vermieden werden (z. B. nicht mehr ins Auto einsteigen wollen nach einem Unfall). Wann immer möglich, sollte sie gegen Ende der Behandlung zum Einsatz kommen, da sie das Selbstbewusstsein des Kindes immens steigern kann („Ich habe sogar geschafft, da wieder hinzugehen …").
- Albträume des Patienten können mit Hilfe der Imagery Rehearsal Therapy (Krakow & Zadra, 2006) behandelt werden. Hierbei imaginiert der Patient die Geschehnisse eines typischen Albtraumes und verändert sie so, dass er sie als nicht mehr so belastend erlebt.
- Diskriminationstraining eignet sich sehr gut, um das Kind in die Lage zu versetzen, in stark emotionsauslösenden Situationen genau zwischen damals und heute zu unterscheiden. Hierzu wird es angeleitet, bei Dingen, die an das Trauma erinnern, vor allem auf die Unterschiede zur traumatischen Situation auf allen Sinneskanälen zu achten.

Ein Rational für die Konfrontation zu erarbeiten ist zentral

Erarbeiten des Expositionsrationals: Im Laufe der Intervention möchte der Therapeut bei Kind und Eltern die Voraussetzung dafür schaffen, dass beide sich willentlich und detailliert mit den traumatischen Erinnerungen auseinandersetzen – obwohl dies von Patient oder der gesamten Familie vielleicht schon seit Jahren mit großem Aufwand vermieden wird. Es muss dem Therapeuten daher gegenüber Patient und Familie gelingen, eine überzeugende Erklärung dafür zu liefern, dass dies hilfreich, ja unerlässlich ist. Abhängig von Alter und kognitiven Fähigkeiten des Kindes können die oben genannten Möglichkeiten genutzt werden. Wann immer möglich, sollten Kind und Eltern sich die Erklärung selbst erarbeiten können. Ein Beispiel: „Wenn du an das Erlebnis denkst, hast du vielleicht Angst oder andere schlimme Gefühle. Deshalb versuchst du vielleicht öfter, die Erinnerungen zu bekämpfen. Wie probierst du das? Klappt das gut? Vielleicht raten dir andere, alles schnell zu vergessen. Aber leider hilft das Bekämpfen der schlimmen Erinnerungen nicht gut. Sie kommen vielleicht dennoch oft wieder. Hast du das schon einmal erlebt? Am besten hilft es, die Erinnerungen nicht zu bekämpfen, weil man sich mit der Zeit an sie gewöhnt. Wir wollen versuchen, dass du dich an das Ereignis erinnern kannst, ohne dass du große Angst hast. Was denkst du darüber?“

Voraussetzungen für den Einsatz formaler Expositionselemente: Vor dem Einsatz formaler Expositionselemente sollten die oben genannten Voraussetzungen geschaffen worden sein. Einige davon sind bei leichter Symptomatik natürlich von vorneherein gegeben. Es empfiehlt sich, im Verlauf einer zeitlich begrenzten Intervention (z. B. vor allem bei stationärer Intervention) schon zu Beginn der Intervention zu prüfen, welche dieser Bedingungen beim Patienten nicht gegeben sind, um schon frühzeitig auf das Schaffen dieser Voraussetzungen therapeutisch hinarbeiten zu können. Sonst besteht die Gefahr, viel Zeit für die vorausgehenden Behandlungselemente zu nutzen, und am Ende aus Zeitnot keine konfrontativen Elemente mehr durchführen zu können.

Exposition in sensu (imaginatives Nacherleben der Traumatisierung): Das Kind wird gebeten, die jeweils am meisten belastenden Teile der Erinnerung an die Traumatisierung nachzuerleben (so erfolgt die Exposition immer mit den Teilen der Erinnerung, die für das Kind aktuell von größter Bedeutung sind). Das Kind imaginiert (möglichst mit geschlossenen Augen) Teile des traumatischen Geschehens so als würden sie wieder stattfinden und berichtet dabei über sein Erleben in der Ich- und der Gegenwartsform. Auch alle anderen Formen der Konfrontation sind hier denkbar (Malen, Zeichnen, Schreiben, Spielen). Wichtig ist, dem Kind die Kontrolle über den Ausstieg aus dem Nacherleben zu lassen, vorher vielleicht ein Zeichen zu erarbeiten, bei dem der Therapeut die Exposition abbricht. Beendet das Kind das Nacherleben vorzeitig, so kann dies als beispielhafte Situation zur weiteren Diagnostik besonders kritischer Emotionen und Kognitionen genutzt werden („Was hat es dir eben so schwer gemacht, dich weiter zu erinnern?“). Vor der ersten Exposition in sensu sollte das Kind anhand positiver, angenehmer Situationen diese Form der Imagination (eine Situation so zu erleben, als würde sie gerade passieren) unter Anleitung des Therapeuten üben. Dazu wird dem Kind eine Auswahl potenziell sehr angenehmer Situationen zur Auswahl gegeben. Beispiele sind: „Stell dir vor, du sitzt auf einem Balkon an einem sehr sonnigen Winternachmittag, alles um dich herum ist mit Schnee bedeckt. In der Ferne kannst du Bergspitzen sehen, die auch zum Teil mit Schnee bedeckt sind.“ oder „Stell dir vor, dass du unter einem Baum an einem See sitzt. Du siehst, wie ein anderes Kind Steine in das Wasser wirft. Konzentriere dich auf die Wellen im See, die durch die Steine entstehen.“ Wenn es dem Kind schwer fällt, selbstgesteuert das traumatische Geschehen nachzuerleben, so kann der Therapeut das Kind durch das Geschehen führen, indem er sich auf sensorische Reize, die während der Traumatisierung vorhanden waren, bezieht. Saigh (1989) gibt hierfür ein Beispiel aus der Behandlung eines Jungen: „Stell dir vor, wie Robert und du auf die Videothek zulaufen (15 Sekunden Pause). Stell dir vor, wie Autos vorbeifahren (15 Sekunden Pause). Die sommerliche Hitze (Pause). Gelingt dir das? Du und Robert laufen langsam auf die Videothek zu (Pause). Stell dir vor, wie die Autos aussehen und wie sie sich anhören, wenn sie vorüberfahren (Pause). Stell dir die Gebäude vor, an denen ihr vorbeigeht (Pause). Stell dir vor, wie Roberts Gesicht aussieht, als ihr euch dem Laden nähert (Pause) etc."

Vielfältige Formen der Exposition sind möglich

Vielfältige Modifikationen der graduierten Exposition in sensu sind möglich. Cohen und Kollegen (2006) schlagen vor, dass das Kind über das Geschehene schreibt bzw. malt und ein Buch zur „Geschichte vom traumatischen Ereignis" (das Traumanarrativ) erstellt (vgl. Kapitel 3). Während des ganzen Prozesses wird das Kind häufig für sein mutiges Vorgehen gelobt. Sollte das Kind von Erinnerungen überwältigt werden, werden die zuvor eingeübten Methoden der Entspannung bzw. Belastungsreduktion eingesetzt.

Die Befürchtungen zu den Folgen von Konfrontation werden überprüft

Therapeutenverhalten vor, während und nach der Exposition: Vor Beginn der Exposition werden die Befürchtungen des Kindes, was geschehen könnte, genauestens erhoben und mit Hilfe typischer kognitiver Methoden einer Überprüfung unterzogen (vgl. kognitive Methoden). Die Konfrontationsphase beginnt erst dann, wenn das Kind es möchte. Während der Exposition in sensu wie in vivo sollte der Therapeut ein zugewandtes Verhalten zeigen, Hörersignale geben und viel Lob spenden. Zeigt das Kind dissoziative Symptome, so fokussiert der Therapeut auf sein gegenwärtiges körperliches Befinden („Du fühlst, wie du im Sessel sitzt, wie deine Füße den Boden berühren etc."). Nach Beendigung der Exposition erfolgt eine Analyse der befürchteten im Vergleich zu den eingetretenen emotionalen, kognitiven und physischen (bzw. bei der Exposition in vivo möglicherweise auch sozialen) Konsequenzen. Die vorher geäußerten Befürchtungen werden so einer Realitätstestung unterzogen.

Exposition in vivo ist sehr erfolgreich

Exposition in vivo: Sie gewinnt im Verlauf der Behandlung an Bedeutung. Typische Inhalte sind das Aufsuchen des Ortes der Traumatisierung bzw. einer ähnlichen (natürlich immer objektiv ungefährlichen) Situation, das Anschauen von Bildern, etc. Je nach Ausmaß der Belastung kann ein hierarchisches Vorgehen gewählt oder mit stark angstauslösenden Situationen begonnen werden. Der Therapeut und dann auch die Eltern begleiten das Kind dabei. Meist wird durch die Exposition in vivo das Traumagedächtnis stark aktiviert und sehr belastende Gefühle können auch dann wieder auftreten, wenn schon viele Sitzungen lang Exposition in sensu durchgeführt wurde. Exposition in vivo kann ebenfalls dazu dienen, die genauen Geschehnisse während der Traumatisierung noch einmal zu klären (Wie weit war es wirklich von A nach B? Wie waren die genauen örtlichen Bedingungen?).

Albträume können mit Imagery Rehearsal Treatment (IRT) behandelt werden

Albtraumbehandlung: Persistierende Albträume können mit Hilfe des Imagery Rehearsal Treatment (Krakow & Zadra, 2006) behandelt werden. Im Rahmen dieser einfach anzuwendenden Intervention wird der Patient gebeten, sich die Geschehnisse eines Albtraumes so deutlich wie möglich vorzustellen und dann in der Vorstellung eine Änderung vorzunehmen, die das Geschehen weniger belastend für ihn macht. Diese neue Variante der Albtrauminhalte wird dann häufig in der Vorstellung wiederholt. Bei erwachsenen Patienten mit PTB ist die dauerhafte Wirksamkeit dieser gezielten Albtraumbehandlung sehr gut belegt (Krakow & Zadra, 2006). Dass sie auch bei Jugendlichen mit traumatischen Erfahrungen in der Vorgeschichte Anwendung finden und die Anzahl der Albträume reduzieren kann, belegen Krakow und Kollegen (Krakow et al., 2001) im Rahmen einer kontrollierten randomisierten Studie bei dreizehn- bis achtzehnjährigen Mädchen.

Diskriminationstraining vermindert belastende Reaktionen auf traumarelevante Reize

Diskriminationstraining: Viele Patienten, vor allem nach dem Erleben sexueller Gewalt, leiden unter starkem Ekel, der durch traumaspezifische Reize (häufig durch Nahrungsmittel bzw. Gerüche) ausgelöst werden und mit starker Übelkeit einhergehen kann. Zu einer langfristig erfolgreichen Verminderung des Ekels führt ein gezieltes Diskriminationstraining, welches sich sowohl kognitiver Veränderungen als auch der Habituation bedient. Hierbei lernen die Patienten zunächst an einem neutralen Beispiel, die Wahrnehmung eines Objektes (z. B. eines nicht aversiven Nahrungsmittels) mit allen Sinneskanälen genauestens zu beschreiben. Sie werden gebeten, Farbe, Form, Geruch, Geschmack etc. auf das Genaueste dem Therapeuten zu schildern. In einem zweiten Schritt wird der Patient um dieselbe genaue Beschreibung eines aversiven Nahrungsmittels oder Objektes gebeten und angeleitet, sich währenddessen nicht auf die Gemeinsamkeiten mit dem traumarelevanten erinnerten Geschmack oder Geruch, sondern sich besonders auf die Unterschiede zu konzentrieren (z. B. was genau unterscheidet den Geruch, die Konsistenz, den Geschmack von Milch von den Eigenschaften von Samenflüssigkeit). Diese Übung wird so häufig wiederholt, bis der Patient in der Lage ist, die vorher vermiedene Situation zu meistern. Diskriminationstraining ist immer hilfreich bei starker Belastung durch Dinge, Situationen oder Personen, die an das Trauma erinnern. Wenn z. B. das Rauschen der Toilettenspülung an das Erleben der Tsunamikatastrophe erinnert, so wird der Patient gebeten, diese Situation sehr genau wahrzunehmen und besonders auf die Unterschiede zwischen damals und heute zu achten: wie ist der Geruch – damals und heute, wie die Umgebung, die Temperatur, die eigene Person etc. Diskriminationstraining kann häufig schon in einem frühen Stadium der Behandlung zum Einsatz kommen, um dem Patienten eine bessere Bewältigung von Alltagssituationen (z. B. Fahrt in der Straßenbahn, Schweißgeruch erinnert an Täter) zu ermöglichen.

2.3.8 Durchführung des Elterntrainings

L 16 **Leitlinie 16: Durchführung des Elterntrainings**

- Beim Elterntraining gleichen viele Interventionen denen beim Kind: Ein Modell der Störung wird erarbeitet, die Rolle der Vermeidung etc. besprochen, unangemessene Kognitionen bei den Eltern werden verändert.
- Zusätzlich werden die Eltern geschult in Techniken der Emotionsregulation und im Management von Kontingenzen, damit sie beim Kind erwünschtes Verhalten belohnen und unerwünschtes Verhalten in der Wahrscheinlichkeit senken können.
- Zentrale Elemente des Elterntrainings sind:
  - Psychoedukation (Beispiele für Informationsblätter, die man den Eltern geben kann, finden sich in Kapitel 4, M05 und M06).
  - Genaues Festlegen von Therapiezielen für Kind und Eltern.
  - Information über die typischen Folgen der Traumatisierung.
  - Reetablieren einer angemessenen Eltern-Kind-Beziehung.
  - Erarbeiten des Therapierationals („Wenn Ihr Kind sehr große Angst vor dem Fahrrad fahren hat, wie würden Sie ihm helfen?").
  - Bearbeitung eigener dysfunktionaler Gedanken und Überzeugungen des Elternteils zum Trauma und seinen Folgen (eigene Verantwortung etc.).
  - Schulung in Techniken der Verhaltenssteuerung beim Kind (Kontingenzmanagement).
  - Bei Bedarf Training in Techniken der Emotionsregulation bei interpersoneller Gewalt: (a) Klärung der eigenen Beziehung zum Täter und (b) Verhindern erneuter Viktimisierung des Kindes, Änderung des Lebensumfeldes von Kind und Eltern zur Risikominimierung.
- Die Eltern werden als Kotherapeuten trainiert, um dem Kind verlässlicher Partner und Modell bei der Bewältigung der Folgen der Traumatisierung sein zu können.
- Dazu müssen sie Gelegenheit haben, mit dem Therapeuten die negativen Veränderungen zu bearbeiten, die das Trauma des Kindes auf der Ebene der Kognitionen, der Emotionen und des Verhaltens bei ihnen ausgelöst hat (z. B. im Bereich der Wahrnehmung eigener elterlicher Kompetenz, verzerrter Bewertungen zum Trauma, eines vermeidenden Copingstils etc.).
- Die Wiederherstellung einer angemessenen Rollenverteilung ist wichtig (Eltern geben Fürsorge, Kind darf Fürsorge empfangen).
- Im Mittelpunkt gemeinsamer Sitzungen steht die Förderung der Kommunikation zwischen Kind und Elternteil.

Das Elterntraining folgt in seinen Inhalten denen der Intervention mit dem Kind. Die zentralen Elemente wie Psychoedukation, Erarbeitung des Störungsmodelles und des Konfrontationsrationals, die Veränderung dysfunktionaler Kognitionen etc. sind alle auch im Elterntraining enthalten.

Was die Eltern einem Kind nach einer Traumatisierung im Idealfall soweit als möglich vermitteln sollen, ist (a) dass die Situation nun unter Kontrolle ist; (b) dass das Kind unter den gegebenen Umständen normal und verstehbar reagiert; (c) dass sie für das Kind zugängliche, empathische und verlässliche Partner sind, und (d) dass sie selbst mit der Situation nicht überfordert sind. Damit Eltern dem Kind dies alles geben können, brauchen sie Hilfe.

Eltern fühlen sich oft selbst hilflos

Bedacht werden muss, dass die Traumatisierung eines Kindes immer auch Konzepte der Eltern über Sicherheit, Kontrolle, interpersonelles Vertrauen und des Vertrauens in die eigene Kompetenz, das Kind zu behüten und zu erziehen, erschüttert. Wenn das eigene Kind Opfer einer Traumatisierung geworden ist, kann diese Belastung das gesamte Familiensystem destabilisieren. Konflikte, die schon prätraumatisch in der Familie existierten, können verschärft werden. Eltern fühlen sich oft kurz nach einer Traumatisierung ihres Kindes selbst so überwältigt und hilflos, dass es für sie schwierig ist, die Bedürfnisse ihres Kindes zu befriedigen.

Eltern vermeiden oft, über das Trauma zu sprechen

Die Belastung der Eltern bei Konfrontation mit den Erinnerungen an das Trauma erschwert oft den Behandlungsbeginn – die Eltern selbst vermeiden. Dies gilt natürlich in besonderer Weise, wenn die Eltern direkt von der Traumatisierung betroffen waren oder gar selbst eine PTB entwickelt haben; außerdem, wenn die Eltern sich für die Traumatisierung verantwortlich fühlen, auch, wenn sie nicht direkt zugegen waren.

Auch bei den Eltern stellen sich verzerrte Kognitionen und Interpretationen des Geschehenen ein. Das Kind oder die Eltern selbst werden vielleicht in unangemessener Weise von anderen Personen für das Geschehene verantwortlich gemacht. Mögliche ungünstige Interpretationen und Einstellungen werden im Elterntraining bearbeitet und auf vergleichbare Weise wie beim Kind verändert. Wird bei den Eltern eine psychische Störung (in Folge des Traumas oder auch unabhängig davon) diagnostiziert, so sollte eine angemessene Behandlung eingeleitet werden, da sich die elterliche Psychopathologie als wichtiger Prädiktor für die posttraumatische Anpassung und den Therapieerfolg des Kindes erwiesen hat (vgl. Leitlinie 7).

Wichtig ist, im Rahmen des Elterntrainings wieder eine angemessene Rollenverteilung der Eltern als Fürsorge gebende Personen und des Kindes als Fürsorge empfangende Person zu installieren. Allzu oft sind diese Rollen infolge einer Traumatisierung unangemessen verändert („Ich darf meinen Eltern nicht sagen, wie schlecht es mir geht, das ertragen die nicht …“).

Eltern werden im Einsatz operanter Techniken zur Verhaltenssteuerung beim Kind trainiert

Über die oben anhand der Interventionen beim Kind dargestellten Elemente hinaus werden die Eltern in prinzipiellen Techniken der Verhaltenssteuerung geschult (Behavior Management Skills bzw. Kontingenzmanagement). Diese – meist operanten – Techniken lernen die Eltern einzusetzen, um unerwünschtes, d. h. die PTB aufrechterhaltendes Verhalten des Kindes zu löschen und erwünschtes, mit den Zielen der Behandlung übereinstimmendes und funktionales Verhalten gezielt zu verstärken. Darüber hinaus sollen sie selbst Modell für funktionales Verhalten sein. Ein solches Kontingenzmanagementtraining der Eltern kann z. B. auch in der Behandlung von Kleinkindern die Methode der Wahl sein. In einer Falldarstellung berichten z. B. Becker, Skinner und Abel (1982) von der erfolgreichen Behandlung eines vierjährigen Mädchens nach sexuellem Missbrauch durch den Vater, welches ein stark gestörtes Essverhalten, selbstschädigendes Verhalten und phobische Reaktionen zeigte.

Generell sollen die Erziehungskompetenzen der Eltern gestärkt werden. Die Eltern werden darin trainiert, dem Kind bei der Elaboration des Geschehenen ein Partner zu sein. Sie werden befähigt, Konsistenz in ihrem Erziehungsverhalten (z. B. im Durchsetzen von Regeln etc.) zu zeigen und so dem Kind verlässliche und in ihren Reaktionen vorhersagbare Partner zu sein.

Die Förderung der Kommunikation zwischen Eltern und Kind ist von großer Bedeutung

Wichtig ist es, mit dem Kind genau zu vereinbaren, welche Informationen, die es dem Therapeuten gibt, an den begleitenden Elternteil weitergegeben werden und welche nicht. Typische Inhalte der gemeinsamen Sitzungsteile sind die Förderung der Kommunikation zwischen Eltern und Kind über das traumatische Geschehen und die Planung der Durchführung der Hausaufgaben (wie kann das Elternteil das Kind dabei unterstützen?). Die Eltern werden ermutigt, dem Kind aktiv zuzuhören, mit ihm zu sprechen und zu spielen und die Fragen des Kindes über das Erlebte offen und ehrlich zu beantworten.

Bei Eltern oder Erziehern von Patienten mit schwerer PTB und schwerer komorbider Symptomatik sollte als ein Behandlungselement ein Familienskillstraining im Sinne der DBT durchgeführt werden. In einem Familienskillstraining können die Eltern oder Erzieher ebenso wie der Patient Fertigkeiten zur Emotionsregulation kennenlernen und trainieren. Dies hat zwei Vorteile: (1) Sie können den Patienten im Alltag beim Einsatz dieser Fertigkeiten begleiten und „coachen“; (2) sie können die erworbenen Fertigkeiten nutzen, um häusliche Konfliktsituationen zu entschärfen. Die Eltern einzuschließen depathologisiert den Patienten, indem deutlich wird, dass die Eltern auch lernen sollen, etwas zu verändern. Hierzu können getrennte oder gemeinsame Sitzungen durchgeführt werden.

Gerade aggressives oder selbstschädigendes Verhalten von jugendlichen PTB-Patienten wird von Eltern und Erziehern als manipulativ wahrgenommen. Sie fürchten, die Kontrolle über den Jugendlichen zu verlieren und reagieren mit Bestrafung. Psychoedukation und das Familienskillstraining kann ihnen helfen, eine weniger schuldzuweisende oder auch defensive Haltung zu den Problemen des Patienten anzunehmen. Im begleitenden Ratgeber für Eltern und Erzieher findet sich ein Beispiel für die Inhalte einer solchen spezifischen Psychoedukation.

Kreative Lösungen erleichtern die Einbindung der Eltern bei äußeren Hemmnissen

Falls das Einbeziehen der Familie oder Betreuer sich als schwierig erweist (z. B. aufgrund der Entfernung zum Behandlungszentrum), dann empfiehlt es sich, nach kreativen Lösungen zu suchen: Telefonische Sitzungen können vereinbart werden, die Eltern können schriftliches Informationsmaterial erhalten oder sich via E-Mail mit dem Behandler austauschen.

Hilfreiche Materialien

- Zur Psychoedukation der Eltern kann auch auf die *Merkblätter für Eltern und Bezugspersonen traumatisierter Vorschul- und Schulkinder* zurückgegriffen werden (vgl. M05 und M06, S. 114 und S. 116).

2.3.9 Pharmakologische Therapie

Leitlinie 17 beinhaltet die Empfehlungen zur Pharmakotherapie der PTB.

L17 Leitlinie 17: Empfehlungen zur Pharmakotherapie der PTB

- Pharmakotherapie ist *nicht* die Behandlung der Wahl,
- *eher adjunktiv* zur Behandlung komorbider Symptomatik bzw. dann, wenn die Schwere der Symptomatik den Einsatz von Psychotherapie behindert.
- Empfohlene Substanzen: Selektive Serotonin-Wiederaufnahme-Hemmer (SSRIs).
- CAVE: Gefahr der Suizidalität könnte sich bei Gabe von Antidepressiva erhöhen.
- Die jeweils spezifischen Kontraindikationen des gewählten Medikamentes berücksichtigen!
- Eltern und Kind in angemessener Form über Nutzen und Risiken der medikamentösen Intervention aufklären.
- Erwünschte und unerwünschte Effekte kontrollieren und die vorgeschriebenen somatischen Kontrollen durchführen.

Einsatz von Psychopharmaka eher adjunktiv

In den Practice Parameters der American Academy of Child and Adolescent Psychiatry (American Academy of Child and Adolescent Psychiatry, 1998) wird der Einsatz von Psychopharmaka eher adjunktiv empfohlen zur Behandlung komorbider depressiver Symptomatik oder einer komorbiden Panikstörung. Die AWMF-Richtlinien empfehlen – bei relativer Indikation – den Einsatz von Propanolol, Fluoxetin, Carbamazepin und Clonidin (Deutsche Gesellschaft für Kinder- und Jugendpsychiatrie und Psychotherapie, 2007). Viele Expertenrichtlinien empfehlen, Kinder und Jugendliche, die an einer PTB leiden, psychotherapeutisch zu behandeln (vgl. Foa, Davidson & Frances, 1999). In den NICE-Guidelines (2005) wird sogar – aufgrund des Mangels an empirischer Evidenz – generell vom Einsatz von psychotroper Medikation bei der Behandlung der PTB bei Kindern und Jugendlichen abgeraten. Die Behandlung der Wahl sollte im Kindesalter die psychotherapeutische sein. Antidepressiva sind bei Kindern in Deutschland nur im Heilversuch zugelassen. Hammad, Laughren und Racoosin (2006) zeigten im Rahmen einer Metaanalyse von 23 placebo-kontrollierten Studien, die bei der Food and Drug Administration in den USA angemeldet worden waren, dass die Gabe von Antidepressiva bei Kindern das Risiko von Suizidalität moderat erhöhte. Dies sollte bei der Gabe von Antidepressiva bei Kindern und Jugendlichen bedacht werden.

Cave: Gabe von Antidepressiva kann Risiko der Suizidalität erhöhen

2.3.10 Typische Probleme und Schwierigkeiten in der Behandlung der PTB

Eigene belastende Emotionen beim Therapeuten: Bisweilen ruft die Schilderung des Kindes sehr viel Mitgefühl oder Entsetzen auch beim Therapeuten hervor, er muss möglicherweise sogar weinen. *Empfehlung:* „Ich merke, wie sehr mich das, was du erzählst, bewegt. Um wie viel schwerer muss es für dich sein, wo du all das selbst erlebt hast."

Verdacht auf das Vorliegen einer Traumatisierung – Empfehlung: Der Therapeut fragt das Kind, welche Ereignisse es in seinem Leben am meisten belastet haben. Es gibt keine seriöse Methode, mit der sich herausfinden lässt, ob eine Person eine Traumatisierung erlebte, an die sie keine Erinnerung hat. Niemals darf vom Vorliegen bestimmter Einzelsymptome auf das Vorliegen einer (z. B. sexuellen) Traumatisierung geschlossen werden. Ein suggestives Vorgehen oder der Einsatz von Hypnose sind nicht angezeigt.

Niemals von Symptomen auf das Vorliegen einer Traumatisierung schließen

Beim imaginativen Nacherleben empfindet das Kind keinen Belastungsanstieg – Empfehlung: Das Kind vermeidet möglicherweise innerlich die Reaktivierung der primären traumatischen Emotionen. Möglicherweise fehlt evtl. ein bedeutsames Element des Geschehens (Bsp: Patientin berichtet in Deutsch, während der Traumatisierung durch eine Vergewaltigung kommunizierte sie jedoch auf Englisch), oder es existieren weiterhin katastrophisierende Befürchtungen dazu, was bei der Reaktivierung der traumatischen Emotionen geschehen könnte. Der Therapeut sollte diese Faktoren genau explorieren.

Die Behandlung führt nicht zu einer Verbesserung der Symptomatik – Empfehlung: Das Kind ist vielleicht noch nicht in der Lage, eine zentrale Kognition oder Interpretation offenzulegen und mitzuteilen, weil es sich dafür schämt (Bsp.: Ein Mädchen nach sexuellem Missbrauch empfand z. T. während der sexuellen Gewalterfahrungen Lust und verabscheute sich dafür: „Ich bin ein schmutziger Mensch, weil ich so empfunden habe"). Der Therapeut versucht, eine derartige Kognition zu explorieren, indem er dem Kind Geschichten von anderen Kindern erzählt, die ähnlich empfanden.

Scham und Selbstverachtung berücksichtigen!

3 Verfahren zur Diagnostik und Therapie

Diagnostische Materialien	
IBS-KJ	Interviews zu Belastungsstörungen bei Kindern und Jugendlichen
UCLA-PTSD-RI	Fragebogen und Interview
Therapeutische Materialien	
Traumafokussierte Kognitive Verhaltenstherapie nach Cohen, Mannarino und Deblinger (2006)	
Kind-Eltern-Psychotherapie mit jungen Zeugen familiärer Gewalt nach Lieberman und Van Horn (2005)	
Dialektisch-Behaviorale Therapie mit suizidalen Adoleszenten nach Miller, Rathus und Linehan (2007)	

Eine Einführung in das Themengebiet bietet Dwivedi (2000) und bei Balaban (2006) findet sich eine Zusammenstellung der international verfügbaren Messinstrumente. Leitlinien zur psychotherapeutischen und pharmakotherapeutischen Behandlung der PTB bei Kindern und Jugendlichen finden sich z. B. in den Guidelines des Britischen National Institute of Clinical Excellence zur PTB (NICE-Guidelines, 2005) und bei der Deutschen Gesellschaft für Kinder- und Jugendpsychiatrie und -psychotherapie im Rahmen der von ihr entwickelten AWMF-Leitlinien zu Reaktionen auf schwere Belastungen und Anpassungsstörungen (2007).

3.1 Diagnostische Materialien

Zur Diagnostik sind die Interviews zu Belastungsstörungen bei Kindern und Jugendlichen (IBS-KJ, Steil & Füchsel, 2006) zu empfehlen. Sie sollen nachfolgend beschrieben werden.

3.1.1 Interviews zu Belastungsstörungen bei Kindern und Jugendlichen (IBS-KJ)

Die IBS-KJ (Steil & Füchsel, 2006) erfassen traumatische Ereignisse in der Lebensgeschichte des Patienten, die Diagnosen PTB als auch ABS nach den Kriterien von DSM-IV und ICD-10 plus jeweils Häufigkeit und Intensität der einzelnen Symptome sowie den Einfluss der Symptomatik auf verschiedene Entwicklungsbereiche bei Kindern und Jugendlichen zwischen 7 und 16 Jahren. Sie bestehen aus einem Interview zur Erfassung von Diagnose und Schweregrad der PTBS (IBS-P-KJ) und einem Interview, welches die Diagnosestellung und die Einschätzung von Häufigkeit und Intensität der Symptome einer Akuten Belastungsstörung erlaubt (IBS-A-KJ). Das Interview zur PTBS beruht auf der amerikanischen Clinician Administered PTSD Scale for Children and Adolescents (CAPS-CA) von Nader, Blake und Kriegler (1994), während das Interview zur Akuten Belastungsstörung parallel zum Vorgehen bei der CAPS-CA neu entwickelt wurde.

Kindgerecht formulierte Fragen sorgen für eine gute Verständlichkeit. Alternativformulierungen sind dem unterschiedlichen Verständnis der Kinder angepasst und werden vom Interviewer entsprechend dem Entwicklungsstand bzw. dem situativen Verständnis ausgewählt. Speziell einführende Übungen mit Beispielen machen das Kind mit Ablauf und Struktur des Interviews vertraut. Zudem erleichtern kindgerechte visuelle Analogskalen zur Symptomeinschätzung dem Kind das Verständnis des Frageformats.

Das IBS-P-KJ besteht aus einem Interviewheft mit Interviewleitfaden, einem Protokollbogen, einem Monatskalender, der Liste möglicher traumatischer Lebensereignisse und insgesamt 4 visuellen Analogskalen, die dem Kind zur Einschätzung von Häufigkeit oder Intensität von Symptomen vorgelegt werden. Kasten 6 zeigt ein Beispiel für eine solche Skala.

Kasten 6: Beispiel für eine visuelle Analogskala aus den IBS-KJ

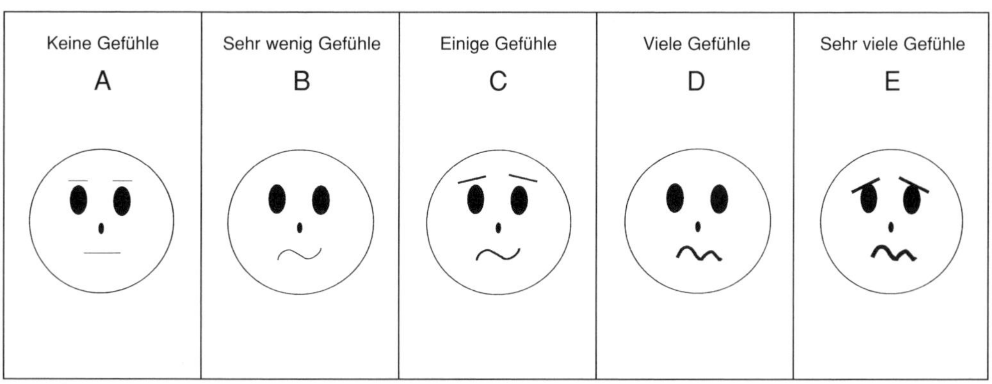

Der Interviewleitfaden ist entsprechend der Kriterien A bis F der PTBS nach DSM-IV aufgebaut. Das Kind wird zunächst gebeten, das relevante Ereignis zu beschreiben, einschließlich der Gedanken und Gefühle, die es währenddessen hatte. Nach Prüfung der Traumakriterien werden alle 17 Symptome der PTBS nach DSM-IV unter Berücksichtigung der dort beschriebenen Zusatzkriterien (wie z. B. das Nachspielen traumatischer Situationen) erhoben. Der Interviewer ist jeweils angehalten, die Häufigkeit und Intensität eines Symptoms auf einer Skala von 0 bis 4 einzuschätzen, wobei bei einem Häufigkeitsrating von 0 die Intensitätseinschätzung automatisch entfallen kann, sie wird dann ebenfalls mit 0 kodiert. Auch die Validität eines erfassten Symptoms ist zu notieren. Kasten 7 zeigt mehrere Beispiele für die im IBS-P-KJ gestellten Fragen.

Kasten 7: Fragenbeispiele aus dem IBS-P-KJ

- Wie schlimm (furchtbar, schrecklich) war es zu sehen, was du gesehen hast oder zu hören, was du gehört hast?
- Hattest du Träume von dem (EREIGNIS)? Kannst du mir von den Träumen erzählen?
- Hast du dich allein (einsam) gefühlt, auch wenn andere Leute anwesend waren?
- Bist du schneller ärgerlich geworden als normalerweise?
- Hast du gedacht, dass das (EREIGNIS) deine Schuld war?

Am Ende der Erhebung schätzt der Interviewer den Schweregrad der Symptomatik und die Validität der Ratings ein. Dabei werden Faktoren berücksichtigt wie z. B. die Mitarbeit des Kindes im Interview, Konzentrationsprobleme des Kindes, sowie Tendenzen, die Symptome zu übertreiben oder zu verharmlosen. Das Interview endet mit Fragen zur Bewältigung des traumatischen Ereignisses, welche die Aufmerksamkeit des Kindes weg von den negativen Auswirkungen hin zu seinen Bewältigungsstrategien lenken sollen. Das IBS-A-KJ ist vergleichbar aufgebaut.

Die Durchführungsdauer beträgt je nach Ausprägung der Symptomatik etwa 30 bis 60 Minuten. Während der Durchführung sollen störende Einflüsse von außen vermieden werden, es sollte in einer ruhigen Umgebung und in einer Vertrauen und Sicherheit signalisierenden Atmosphäre stattfinden. Das Kind sollte alleine mit dem Interviewer sein. Als Kennwerte können die Gesamthäufigkeit und Gesamtintensität der PTB, als Zusammenfassung der beiden letztgenannten der Gesamtschweregrad der PTB bestimmt werden, sowie der Schweregrad der drei Symptomskalen Intrusion, Vermeidung und Übererregung. Zur Interpretation der Ergebnisse dienen Vergleichstabellen mit Prozenträngen. Psychometrische Untersuchungen weisen dem IBS-KJ zufriedenstellende bis sehr gute Kennwerte zu.

3.1.2 Fragebogen und Interview UCLA-PTSD-RI

Wie bereits oben erwähnt handelt es sich beim UCLA-PTSD-RI (The University of California at Los Angeles Post-traumatic Stress Disorder Reaction Index, Steinberg et al., 2004) um die revidierte Version des CPTSD-RI angepasst an das DSM-IV (deutsche Übersetzung von Ruf, 2006, Modifikation Frühe, Kultahlati & Rosner, 2007). Beispielitems zu den Bereichen Intrusion, Übererregung und Vermeidung finden sich im Kasten 8. Bei der Beantwortung der Fragen wird die Auftretenshäufigkeit (nie, manchmal, oft) im letzten Monat erfasst.

Kasten 8: Fragenbeispiele aus dem UCLA-PTSD-RI

- Ich sehe das Ereignis bildhaft vor mir oder höre Geräusche, die damit verbunden sind.
- Ich träume schlecht.
- Ich fühle mich, als würde das Ereignis wieder passieren.
- Ich bekomme Angst oder fühle mich traurig, wenn mich etwas an das Geschehene erinnert.
- Ich habe Herzklopfen, Bauch- oder Kopfschmerzen, wenn mich etwas an das Ereignis erinnert.
- Ich versuche, über das Ereignis nicht nachzudenken.
- Ich habe Probleme, mich an manche wichtigen Teile des Ereignisses zu erinnern.
- Ich habe weniger Freude an Dingen, die ich früher gerne gemacht habe (z. B. Hobbies, mit Freunden zusammen sein, usw.)

- Ich kann mich nicht mehr richtig freuen.
- Ich kann mich nicht mehr ärgerlich oder traurig fühlen.
- Ich bin wachsam gegenüber einer Gefahr oder Dingen, vor denen ich Angst habe.
- Ich fühle mich genervt, ärgerlich oder komisch.

3.2 Therapeutische Materialien

Im deutschen Sprachraum bietet Landolt (2004) einen guten Überblick über die Psychotraumatologie des Kindesalters, einen umfassenden deutschsprachigen Überblick in Buchform zur Behandlung der Störung bei Kindern haben Landolt und Hensel (2008) herausgegeben. Manuale zur KBT bei PTB liefern Cohen und Mannarino (1993), Deblinger und Helfin (1996), Kolko und Swenson (2002) und Cohen, Mannarino und Deblinger (2006). Das Manual von Deblinger und Heflin (1996) ist dabei vor allem auf die Behandlung von Opfern sexualisierter Gewalt zugeschnitten, und auch das Manual, zu dem die meisten randomisierten und kontrollierten Studien zur Wirksamkeit vorliegen und das damit die solideste empirische Basis aufweist. Cohen und Kollegen (2006) legen einen Schwerpunkt auf die Behandlung von Kindern, die im Rahmen der Traumatisierung eine nahestehende Person verloren haben und berücksichtigen auch eine möglicherweise komorbid vorliegende komplizierte Trauer. Ein Manual zur Anwendung des Skillstrainings im Sinne der DBT findet sich bei Miller, Rathus und Linehan (2007). Kolko und Swenson (2002) beschäftigen sich in ihrem Manual mit der Diagnostik und Behandlung von physischem Missbrauch bei Kindern und ihren Familien. Hier ist hervorzuheben, dass auch Behandlungsvorschläge für die physische Gewalt ausübenden Familienmitglieder beschrieben werden, die vor allem auf Selbstmanagement und Affektregulation basieren. Lieberman und van Horn (2005) legen eines der wenigen Manuale für die Behandlung von drei- bis fünfjährigen Kindern und ihren Eltern vor, welches die Folgen von familiärer nicht sexualisierter Gewalt in den Behandlungsfokus nimmt. Hierfür liegen erste positive Befunde vor (vgl. Lieberman, Ghosh Ippen & Van Horn, 2006). Exemplarisch seien hier drei der Manuale etwas genauer beschrieben: das neueste Manual der Arbeitsgruppe um Cohen und Deblinger, das alle Elemente der bewährten traumafokussierten kognitiven Verhaltenstherapie enthält (eine deutsche Übersetzung dieses Manuals ist derzeit in Vorbereitung (Cohen, Mannarino & Deblinger, 2006, übersetzt von Goldbeck, in Vorbereitung), das Manual für die Behandlung von Vorschulkindern und ihren Familien von Lieberman und Van Horn (2005), und das Manual zur Behandlung von Jugendlichen von Miller, Rathus und Linehan (2007).

3.2.1 Traumafokussierte Kognitive Verhaltenstherapie (TF-KVT)

Das Gesamtmanual (Cohen, Mannarino & Deblinger, 2006) besteht aus den folgenden Komponenten:
- Psychoedukation und Fördern der Erziehungskompetenzen der Eltern,
- Entspannung,

- Affektregulation,
- Identifikation und Bearbeitung dysfunktionaler Kognitionen (angemessene Interpretation und Einordnung des Geschehens),
- Entwickeln eines Traumanarrativs (imaginatives Nacherleben – In-sensu-Exposition),
- Konfrontation in vivo mit symptomauslösenden Stimuli (Traumatriggern),
- gemeinsame Eltern-Kind-Sitzungen (Einbindung der Eltern als Kotherapeuten),
- Fördern künftiger Sicherheit.

Das Kind und eine Bezugsperson (selbstverständlich ein „Nicht-Täter“) nehmen an den Komponenten zunächst in getrennten Sitzungen teil; erst gegen Ende der Therapie sind gemeinsame Sitzungen vorgesehen. Obwohl sich alle Komponenten direkt auf die Behandlung einer posttraumatischen Symptomatik beziehen, lassen sich das Traumanarrativ und die In-vivo-Exposition deutlich als Phase der Traumabearbeitung erkennen. Cohen et al. (2006) gehen dabei von zwölf bis etwa sechzehn Sitzungen für das Gesamtprogramm aus.

Unabdingbare Voraussetzung als Grundlage der Intervention ist die Herstellung einer *guten Therapiebeziehung.* Empathie und aktives Zuhören im Sinne der Gesprächstherapie nach Carl Rogers gehören ebenso dazu, wie die Bereitschaft sehr belastende oder gar grausame Inhalte anzuhören und dem Kind/Jugendlichen zu signalisieren, dass der Therapeut die ganze Geschichte „aushalten“ kann. Hintergrund ist hier, dass die Eltern traumatisierter Kinder häufig selbst traumatisiert sind (z. B. durch gemeinsames Erleben des Ereignisses oder etwa aufgrund von Schuldgefühlen bezüglich der Fehleinschätzung einer Situation) und das Kind/der Jugendliche spürt, dass die Bezugsperson mit einer Offenlegung aller Details möglicherweise überfordert ist.

In der *Psychoedukation* zu Beginn der Therapie werden Informationen zu Häufigkeiten, Formen und Folgen sexuellen Missbrauchs gegeben. Dies hilft gegen Mythenbildung. Die Familie „lernt“, dass sie nicht die einzige Familie ist, der dieses Ereignis passiert ist. Weiterhin werden Informationen zu möglichen Symptomen gegeben. Diese dienen dazu, die eigenen Reaktionen zu normalisieren. Auch die Behandlung wird detailliert beschrieben und erklärt.

Auch Eltern mit guten *Erziehungskompetenzen* können nach einem traumatischen Ereignis Schwierigkeiten haben, diese aufrechtzuerhalten. Ein traumatisches Ereignis unterbricht alltägliche Routinen und macht es einerseits notwendig, flexibel auf die Veränderungen zu reagieren und andererseits weiterhin einen konsistenten Erziehungsstil umzusetzen. Falls die Erziehungskompetenzen bereits vorher eingeschränkt waren, ist es insbesondere dann, wenn Kinder und Jugendliche mit aggressiven Verhalten und Wutanfällen auf das Ereignis reagieren, besonders schwierig neue Verhaltensweisen zu entwickeln. Als hilfreich hat sich hier das Vermitteln grundlegender Kompetenzen für die Bezugsperson in ihren konkreten Anwendungen auf das betroffene Kind gezeigt. Zentral ist dabei der Einsatz von Lob und Belohnung; aber auch der Einsatz von selektiver Aufmerksamkeit und Time-out.

Weiterhin lernen die Kinder und Jugendlichen sich zu entspannen, um insbesondere die Übererregungssymptome abzuschwächen. Als mögliche *Entspannungsverfahren* empfehlen sich dabei kontrolliertes Atmen, Meditation, Achtsamkeit, autogenes Training oder progressive Muskelentspannung. Besonders unterstützend für die Eltern-Kind-Beziehung und für einen Kompetenzgewinn des Kindes kann dabei die Aufforderung sein, dass das Kind dem Elternteil die jeweilige Entspannungsmethode beibringt. Ein Beispiel hierzu findet sich in Kapitel 4 (vgl. M07, S. 119).

Nach einem traumatischen Ereignis erleben viele Kinder und Jugendliche schmerzhafte Gefühle und/oder Affektdysregulation. *Affektbenennung und Techniken der Affektregulation* können den Kindern im Umgang mit starken Gefühlen helfen und reduzieren so den Einsatz dysfunktionaler Vermeidungsstrategien. Je nach Alter werden mit den Kindern spielerisch Gefühle beschrieben, die dann zunehmend zur Vertrautheit mit bestimmten Gefühlen führen und die deutlich machen, dass es „schlechte/böse“ Gefühle nicht gibt. Die Gefühle in der traumatischen Situation stehen dabei früh in der Therapie noch nicht im Vordergrund. Auch mit den Eltern wird der Umgang mit Gefühlen besprochen und insbesondere wird deren eigene Gefühlsbearbeitung unterstützt. Weiterhin werden Strategien der Gedankenunterbrechung, positive Vorstellungen und positive Selbstgespräche vorgestellt und geübt. Zusammen mit der Bezugsperson wird an Sicherheitsgefühlen gearbeitet, in folgendem Sinne: Wie kann man Sicherheit herstellen? Wer kann helfen? Im nächsten Schritt werden dann Problemlöse- und soziale Fertigkeiten mit dem Kind geübt.

Im nächsten Behandlungsschritt steht die *Identifikation und Bearbeitung dysfunktionaler Kognitionen* im Vordergrund. In einem ersten Schritt wird das „Kognitive Dreieck“ aus Gedanken, Gefühlen und Verhalten anhand alltäglicher Aktionen erklärt. In vielen kleinen Übungen werden alternative Bewertungen zu alltäglichen Situationen bearbeitet und typische „nicht-so-hilfreiche“ Gedanken identifiziert. Dieses Modul wird auch mit den Eltern durchgeführt. Die Erfahrungen aus den bisherigen Modulen fließen dann in die Arbeit mit dem eigentlichen Traumanarrativ mit ein. Ein Übungsblatt zum Kognitiven Dreieck findet sich in Kapitel 4 (vgl. M04, S. 113).

Cohen et al. (2006) erarbeiten das *Traumanarrativ* über mehrere Sitzungen hinweg, wobei vor dem Beginn dem Kind der Sinn des Traumanarrativs erklärt wird, indem auf Analogien zurückgegriffen wird, wie etwa auf das Säubern einer Wunde nach einem Sturz vom Fahrrad oder das Aufräumen eines Schrankes. Dann beginnen Therapeutin und Kind mit dem Erstellen eines Büchleins, das die „Geschichte vom traumatischen Ereignis“ enthält. In dieser Phase kann es auch hilfreich sein, vorher zusammen andere Bücher zu lesen (z. B. Pal-Handl et al., 2004), um das Kind mit der Struktur einer Erzählung vertraut zu machen. Für Jugendliche können entsprechend angepasste Modifikationen vorgenommen werden. So malte etwa eine 14-jährige ihre Geschichte in Form eines Manga-Comics. Üblicherweise beginnt das erste Kapitel mit einer Selbstbeschreibung, in dem das Kind etwa von seinen Hobbies erzählt, ein positives Ereignis berichtet oder Schulfreunde und bevorzugte Spiele beschreibt. Es kann auch der Tag vor dem Ereignis erzählt werden. Im nächsten Kapitel wird dann das Ereignis beschrieben und Kind und Therapeutin beginnen mit dem Aufschreiben (bzw. das Kind diktiert der Therapeutin). Am Ende jedes Teilstückes wird das Aufgeschriebene laut vorgelesen. Wenn das Ereignis einmal aufgeschrieben ist, soll das Kind die ganze Geschichte noch einmal lesen und Gedanken und Gefühle ergänzen, die es während des Geschehens hatte. Im Prozess der Erstellung des Büchleins wird das Kind nach den schlimmsten Aspekten des Ereignisses gefragt. Auch diese werden dann elaboriert, indem etwa ein Bild dazu gemalt wird. Danach werden kognitive Interventionen verwendet, um mögliche kognitive Verzerrungen und Fehldeutungen aufzuzeigen und zu korrigieren. Während des ganzen Prozesses wird das Kind häufig für sein mutiges Vorgehen gelobt. Sollte das Kind von Erinnerungen überwältigt werden, werden die zuvor eingeübten Methoden der Entspannung oder Ablenkung eingesetzt.

Nach dieser Arbeit kann es, insbesondere wenn es intensive Vermeidungen von Traumatriggern (Erinnerungsreize, die das Trauma immer wieder in das Bewusstsein bringen) gibt, notwendig werden, *Konfrontationen in vivo* durchzuführen.

Abgeschlossen wird dieses Behandlungsmanual durch Interventionen zur *Rückfallprophylaxe und zur Verhinderung erneuter Traumatisierung.* Dazu kann insbesondere über Strategien im Umgang mit gefürchteten Situationen gesprochen werden und diese können auch vorbereitet und geübt werden (z. B. Befragung der Feuerwehr über Verhaltenweisen, wenn man als erster ein Feuer entdeckt; Liste von Personen, die einem helfen, wenn man Sorgen hat; Teilnahme an einem Erste-Hilfe-Kurs etc.). Kinder und Jugendliche, die chronische interpersonelle Gewalt erlebt haben, vertrauen manchmal ihren eigenen „Bauchgefühlen“ nicht und müssen sowohl im Erkennen dieser Gefühle als auch der Umsetzung in Handlung unterstützt werden. Der Einbezug der Bezugsperson ist hier unabdinglich.

3.2.2 Kind-Eltern-Psychotherapie mit jungen Zeugen familiärer Gewalt

Die Autoren dieses auf die Behandlung von Klein- und Vorschulkindern und ihren Familien zugeschnittenen Manuals (Lieberman & Van Horn, 2005) beschreiben eine Intervention, im Rahmen derer eine Vielzahl von Sitzungen mit dem Kind und dem die Therapie begleitenden Elternteil zusammen stattfinden. Die theoretische Basis des Manuals besteht aus vielfältigen Konzepten, ein psychodynamisches Verständnis der kindlichen Reaktionen auf häusliche Gewalt und die Berücksichtigung der Attachment-Theorien sind prominent, während ein behaviorales Verständnis kindlicher und elterlicher Reaktionen keine große Rolle spielt.

Die Behandlung wird in der Praxis bzw. Ambulanz, aber auch im häuslichen Umfeld durchgeführt, damit der Therapeut die spezifischen Bedingungen im täglichen Leben von Kind und Familie kennen lernen und berücksichtigen kann. Dabei wird auf besondere Weise bedacht, dass Familien, in denen häusliche Gewalt auftritt, in der Regel in vielen Bereichen der Lebensgestaltung Probleme aufweisen und bei deren Lösung die Hilfe des Therapeuten benötigen. Wichtig ist den Autoren, dass die Behandlung erst dann beginnt, wenn die Sicherheit von Kind, Elternteil und Therapeut gewährleistet ist.

Folgende Therapiephasen existieren:
- Etablierung eines Prozesses der Zusammenarbeit und Planung der Intervention: Meist wird beschlossen, dass gemeinsame Sitzungen stattfinden. Die Förderung des reziproken Austausches zwischen Kind und Elternteil und angemessener Emotionsregulation für Eltern, Kind und die aus beiden bestehende Dyade ist zentral. Die Stärken und Probleme der Beziehung zwischen Kind und Eltern und beider getrennt werden erarbeitet.
- Bearbeitung der identifizierten Problembereiche: Hier steht das Erlernen von Problemlösetechniken im Vordergrund.
- Wiederholung und Beendigung.

Die Interventionen orientieren sich an den spezifischen Symptomen, die die jungen Kinder aufweisen, also nicht so sehr an dem Störungskonzept der PTB. Für diese Zwecke beschreiben die Autoren keine generelle Abfolge von Techniken oder Inhalten, sondern eine Reihe von Interventionsstrategien, die vom Behandler individuell angepasst werden müssen. Der Therapeut fungiert dabei immer als Übersetzer zwischen Kind und Elternteil. Er gibt z. B. der Mutter notwendige Informationen, um die Reaktionen des Kindes zu verstehen, und erklärt dem Kind auf angemessene Weise die Reaktionen der Mutter. Beispielhaft seien einige der Bereiche genannt, die berücksichtigt werden.

Das kindliche Spiel: Da für kleine Kinder das Spiel die zentrale emotionale Ausdrucksform bzw. Kommunikationsform darstellt, ist es zentral für die Exploration der Erfahrungen und Gefühle des Kindes, die Erstellung einer Traumnarration, die Elaboration der negativen Erfahrungen und die Verbesserung der Beziehung zwischen Kind und Elternteil. Dabei gibt der Therapeut dem Elternteil Psychoedukation zur Bedeutung des Spiels und fördert in der Anleitung zum gemeinsamen Spiel die Rolle des Elternteils als Beschützer.

Die sensomotorische Organisation des Kindes und biologische Rhythmen: Hier geht es um Symptome wie Agitiertheit, Ruhelosigkeit des Kindes und Probleme mit dem Essen, Schlafen und der Ausscheidung. Die Bezugsperson wird dabei unterstützt, angemessene und dysfunktionales Verhalten reduzierende Reaktionen auf diese Probleme des Kindes zu finden. Der Therapeut fungiert hier häufig als Modell für positive Elternkompetenz, zeigt der Mutter z. B., wie sie das Kind beruhigen kann, wenn es häufig, lange und intensiv schreit. Routinen werden installiert und deren Bedeutung für die emotionale Entwicklung des Kindes besprochen.

Kindliche Angstreaktionen: Hier beschreiben die Autoren, dass bei kindlichen Opfern häuslicher Gewalt, die im Rahmen der normalen Entwicklung vorkommenden Angstreaktionen exazerbieren. Häufig haben die Kinder Angst vor den Eltern entwickelt, und z. B. die Mutter als Opfer der häuslichen Gewalt fühlt sich dadurch sehr verletzt und verunsichert. Die im Rahmen einer PTB bestehende emotionale Taubheit bei einer Mutter hindert sie daran, die Gefühle des Kindes genau wahrzunehmen und darauf angemessen reagieren zu können. Häufig ist die Fähigkeit, das Kind zu lieben und es aktiv schützen zu wollen, eingeschränkt. Auch hier fungiert der Therapeut als Modell für einen hilfreichen Umgang mit den kindlichen Ängsten.

Gesundheitsgefährliches Verhalten des Kindes: Kindliche Opfer häuslicher Gewalt zeigen häufig Defizite in der Einschätzung von Gefahren oder verletzen sich selbst. Sie entlaufen in unbekannten Situationen, oder reagieren nicht auf die Bitte der Mutter, zurückzukommen bzw. bestimmte Dinge nicht zu tun. Die Aufgabe des Therapeuten ist es hier, das Elternteil auf das risikoreiche Verhalten des Kindes aufmerksam zu machen, und mit ihm zu erarbeiten, wie es dem Kind Sicherheit und Schutz bieten kann.

Kindliche Aggressivität gegenüber dem Elternteil und anderen Personen: Kindliche Opfer häuslicher Gewalt zeigen dem Elternteil gegenüber oft aggressives Verhalten, welches z. B. die Mutter, die selbst Opfer von Gewalt wurde, zutiefst verletzt und beängstigt. Sie greifen das Verhalten des gewalttätigen Familienmitgliedes auf und machen die Mutter für die Schwierigkeiten in ihren Leben verantwortlich. Möglicherweise imitieren sie auch die Mutter, die selbst dem Kind gegenüber in Überforderungssituationen gewalttätig ist, bzw. sie überschätzen die Feindseligkeit und Aggressivität des Verhaltens anderer und wollen sich selbst schützen, bevor sie wieder Opfer von Gewalt werden. Häufig haben die Mütter, die sich gegenüber der Gewalt durch den Partner nicht wehren konnten, auch keine hilfreichen Strategien, um die Aggressivität des Kindes ihnen gegenüber zu mindern. So verstärken sie u. U. gezielt aggressives Verhalten beim Kind, indem sie dem Willen des Kindes nachkommen und ihm zeigen, dass Gewalt „funktioniert", um Bedürfnisse durchzusetzen. Hier zielen die Interventionen des Therapeuten auf eine Verbesserung der Impulskontrolle beim Kind ab, indem z. B. klare Regeln gesetzt werden und andere Formen der Emotionsregulation aufgezeigt werden und die Elternkompetenzen gefördert werden.

Körperliche Züchtigung des Kindes durch das Elternteil: Kinder, die Zeugen oder Opfer schwerer Gewalt wurden, sollten selbstverständlich genauso wenig wie alle anderen Kinder mit körperlicher Gewalt diszipliniert werden. Beobachtet der Therapeut dies, so sollte er mit dem Elternteil in einer ruhigen Situation über den Nutzen und Schaden von körperlicher Züchtigung sprechen. Er fragt Elternteil und Kind, wie sie sich in solchen Situationen fühlten, schlägt andere Methoden der Disziplinierung vor und übt sie mit dem Elternteil ein.

Die Beziehung des Kindes zum Täter: Kindliche Opfer von Gewalt empfinden die Abwesenheit des gewalttätigen Familienmitgliedes oft schmerzlich. Sie möchten trotz allem z. B. den Vater lieben können und nehmen während des Zusammenseins mit ihm vielleicht die Haltung ein, dass die Mutter an allem Schuld war. Wenn die Sicherheit des Kindes durch das Zusammensein mit dem Vater nicht gefährdet ist, so sollte der Therapeut den Aufbau einer Beziehung zu ihm unterstützen. Vor allem die Mutter muss häufig davon erst überzeugt werden, dass dies sinnvoll sein kann. Das Kind muss die Erlaubnis erhalten, beide Eltern zu lieben.

Bei allen beschriebenen Bereichen und Interventionen soll der Therapeut das Selbstbewusstsein des Elternteils stärken und nicht unterminieren. Hierzu wird ein Vorgehen genutzt, welches an Shaping-Prozeduren erinnert, so dass sich immer die Möglichkeit bietet, z. B. die Mutter für jedes Verhalten zu loben, welches in die richtige Richtung weist.

3.2.3 Dialektisch-Behaviorale Therapie mit suizidalen Adoleszenten

Miller, Rathus und Linehan (2007) adaptierten die bewährte DBT für die Behandlung von Jugendlichen, die ein hohes Risiko für suizidales oder selbstverletzendes Verhalten oder schwere Probleme der Emotionsregulation aufweisen. Kriterien einer Borderline-Persönlichkeitsstörung können, müssen aber nicht erfüllt sein.

Die Autoren beginnen mit einer Literaturübersicht zu suizidalem Verhalten und den bisherigen Ergebnissen der Psychotherapieforschung. Es folgt eine detaillierte Beschreibung der Struktur, der Behandlungsziele, der typischen Methoden zur therapiespezifischen Diagnostik und der Komponenten der DBT mit Adoleszenten. Die Autoren legen dar, wie in der DBT Fälle konzeptualisiert werden, um dann die hierarchische Abfolge von Zielen für die Zielpatientenpopulation zu empfehlen: die Reduktion von lebensbedrohlichem, therapieschädigendem oder die Lebensqualität minderndem Verhalten, der Aufbau von Skills zur Verbesserung der Emotionsreduktion, die Reduktion von posttraumatischem Stress, die Förderung des Selbstrespekts und die Verfolgung individueller Ziele.

Sorgfältig gestaltete Interventionen mit dem Jugendlichen im Einzelsetting und im Gruppensetting wie auch Interventionen mit den Eltern oder der Familie des Jugendlichen werden geschildert. Ein besonderer Fokus liegt darauf, wie die Jugendlichen – und ihre Familien bzw. Betreuer – zur Mitarbeit motiviert und in dem Behandlungsprogramm gehalten werden können, und wie die hohen Anforderungen an die geschilderte Behandlung in der Praxis in unterschiedlichen Settings umgesetzt werden können (im stationären Rahmen, in speziellen Wohngruppen, in der privaten Praxis etc.). Ein Training in Achtsamkeit für Jugendliche wird beschrieben, eine Vielzahl von Handouts für das Skills Training mit Jugendlichen wird zur Verfügung gestellt. Eine deutsche Adaptation des Programmes legten Fleischhaker und Kollegen vor (Fleischhaker, Munz, Böhme, Sixt & Schulz, 2006).

Die DBT-A besteht aus Einzeltherapie plus regelmäßigen Familiengesprächen plus einem Skillstraining im Gruppensetting, in welches – dies ist eine Besonderheit im Vergleich zur DBT für Erwachsene – auch die Eltern bzw. Erzieher oder sogar ein Partner einbezogen werden. Das Skillstraining enthält Achtsamkeitsübungen, Fertigkeiten zur Verbesserung der Belastungstoleranz und der Emotionsregulation und interpersonelle Fertigkeiten. Die umfassenden Behandlungsprotokolle der DBT können an dieser Stelle nicht ausführlich beschrieben werden, daher sollen besonders die für die Behandlung für Jugendliche vorgenommenen Adaptationen betont werden.

Beim Familien-Skillstraining liegt eine besondere Betonung auf der Vermittlung interpersoneller Skills, um die Konflikte der Jugendlichen mit Eltern, Betreuern, Lehrern etc. zu entschärfen. Ein ganz eigenes Skillsmodul („Walking the middle path") wurde für die Behandlung der Jugendlichen und ihrer Familie entwickelt. Es spiegelt die Wurzeln der DBT, die u. a. im Zen-Buddhismus liegen, in seiner Benennung wider und soll Jugendlichen und ihren Familien helfen, einen guten und ausgleichenden Weg des Umgangs mit den zentralen dialektischen Dilemmata dieser Lebensphase zu finden. Die Autoren beschreiben diese zentralen Dilemmata wie folgt:

Eltern und ihre Kinder müssen in der Adoleszenz einen Mittelweg finden zwischen extremer Nachsichtigkeit und autoritärer Kontrolle. Sie müssen richtige und ausgewogene Entscheidungen treffen zwischen dem Pathologisieren normalen Verhaltens vs. der Normalisierung pathologischen Verhaltens, und zwischen den Zielen, die Autonomie des Jugendlichen vs. seiner Abhängigkeit von den Eltern zu fördern. Das neue Modul trainiert den Jugendlichen und seine Eltern darin, gegensätzliche Perspektiven/Einstellungen zu einer Situation wahrzunehmen und auf eine Synthese aus diesen beiden Perspektiven hinzuarbeiten. Diese Kompetenz wird anhand von typischen Konfliktsituationen eingeübt und trainiert. Es fördert die Fähigkeit der Selbstvalidierung und lehrt zentrale Prinzipien der Verhaltenssteuerung wie Extinktion, Bestrafung und Belohnung. Kinder und Eltern lernen so gemeinsam, wie sie sich selbst und gegenseitig und positiv verändern können. Es enthält ebenfalls Psychoedukation darüber, welche Verhaltensweisen in der Adoleszenz zwar schwierig für die Eltern, aber kein Grund zur Besorgnis sind (z. B. Sexualität oder Drogen auszuprobieren), und welche Verhaltensweisen den Jugendlichen oder die Eltern dazu bewegen sollten, professionelle Hilfe in Anspruch zu nehmen (z. B. sexuelle Promiskuität, Substanzabusus, Verkauf von Drogen etc.).

Das beschriebene Behandlungsprogramm ist im Vergleich zum üblichen Vorgehen bei der DBT mit 16 Wochen vergleichsweise kurz und den hohen Drop-out-Raten bei der Behandlung von Jugendlichen mit wiederkehrender Suizidalität geschuldet: Die Betroffenen sollten zunächst für eine kurze Therapiespanne motiviert werden. Stellen sie selbst fest, dass die Intervention hilfreich war, so kann eine Weiterbehandlung einfacher vereinbart werden, als wenn von vorneherein eine lange Zeitspanne für die Behandlung geplant wird.

4 Materialien

Übersicht	
M01	Checkliste zur Akuten Belastungsstörung (CAB)
M02	Muster für einen Behandlungsvertrag mit einem Kind
M03	Vorlage für eine Verhaltensanalyse
M04	Übungsblatt zum kognitiven Dreieck
M05	Merkblatt für Eltern und Bezugspersonen traumatisierter Vorschulkinder
M06	Merkblatt für Eltern und Bezugspersonen traumatisierter Schulkinder
M07	Entspannungstraining für jüngere Kinder – Instruktion für Konzentriertes Atmen

M01 Checkliste zur Akuten Belastungsstörung (CAB)[1] von Frühe, Kultalahti und Rosner (2007)

Bei den folgenden Fragen möchten wir gerne etwas über deine[2] Gedanken, über deine Gefühle und dein Verhalten seit dem schlimmen Ereignis erfahren. Es gibt keine richtigen oder falschen Antworten. Es geht einfach darum, was DU denkst und fühlst. Es ist wichtig, dass du alle Fragen beantwortest.

Bitte setze ein **Kreuz X** in den Kreis, so dass erkennbar ist, was für DICH zutrifft.

Während das schlimme Ereignis passierte: (als ich davon erfahren habe)	**nie/ stimmt nicht**	**manchmal/ stimmt etwas**	**oft/ stimmt genau**
Es war wirklich entsetzlich, schrecklich oder grauenhaft.	○	○	○
Ich wollte es stoppen, aber ich konnte nicht.	○	○	○
Ich hatte furchtbare Angst.	○	○	○
Ich dachte, ich würde sterben.	○	○	○
In dem Moment habe ich überhaupt nichts gefühlt.	○	○	○
Alles kam mir unwirklich vor – so als würde ich träumen oder einen Film anschauen.	○	○	○
Ich war wie betäubt – so als würde ich von dem, was passiert, gar nichts mitbekommen.	○	○	○
Ich hatte das Gefühl, als würde ich neben mir stehen oder die Situation aus der Ferne betrachten.	○	○	○
Ich kann mich nicht an alles Wichtige erinnern, was passiert ist.	○	○	○
In meinem Kopf tauchen immer wieder Bilder oder Geräusche auf, die zu diesem Erlebnis gehören.	○	○	○
Ich kann nicht aufhören, darüber nachzudenken.	○	○	○
Manchmal fühle ich mich, als würde das alles noch einmal passieren.	○	○	○
Wenn mich etwas an dieses Ereignis erinnert, geht es mir sehr schlecht.	○	○	○

1 Achtung: Der Fragebogen setzt voraus, dass das Ereignis bekannt ist.

2 Aus Gründen der Einfachheit benutzen wir im folgenden Text „Du“ als Anrede. Falls Sie älter als 16 Jahre sind, bitten wir Sie, dies zu entschuldigen.

Während das schlimme Ereignis passierte: (als ich davon erfahren habe)	**nie/ stimmt nicht**	**manchmal/ stimmt etwas**	**oft/ stimmt genau**
Seitdem das passiert ist, habe ich schlechte Träume.	○	○	○
Ich versuche, über das Geschehene nicht nachzudenken.	○	○	○
Ich versuche, nicht darüber zu sprechen.	○	○	○
Allem, was mich an das Erlebnis erinnert, möchte ich aus dem Weg gehen.	○	○	○
Ich versuche, die Gefühle abzustellen, die ich dazu habe.	○	○	○
Ich kann schlecht einschlafen oder schlecht durchschlafen.	○	○	○
Seitdem das Ereignis passiert ist, ärgere ich mich schneller oder fühle mich schneller genervt.	○	○	○
Es fällt mir schwerer, mich zu konzentrieren oder aufmerksam zu sein.	○	○	○
Ich habe Angst davor, dass etwas Schlimmes passiert.	○	○	○
Bei einem plötzlichen Geräusch springe ich hoch vor Schreck.	○	○	○
Meine Gedanken oder Gefühle zu dem, was passiert ist, quälen mich.	○	○	○
Seitdem das passiert ist, komme ich mit meinen Freunden oder mit meiner Familie schlechter zurecht.	○	○	○
Es fällt mir schwer, wieder zu meinen Alltagsbeschäftigungen zurückzukehren (Hobbies, Schule, Sport).	○	○	○
Seit dem Ereignis sind meine Eltern oder andere Familienmitglieder besonders traurig, verängstigt oder verärgert.	○	○	○
Meine Familie oder meine Freunde verstehen sehr gut, wie ich mich fühle.	○	○	○
Wenn ich traurig bin oder mich schlecht fühle, weiß ich, was ich tun muss, damit es mir wieder besser geht.	○	○	○
Bitte überprüfe, ob du alle Fragen beantwortet hast. Vielen Dank für deine Hilfe!			

M02 Muster für einen Behandlungsvertrag mit einem Kind[3]

Behandlungsvertrag

Mit ihrer Unterschrift versprechen alle Personen, die an der Behandlung von

_________________________________ (Name des Kindes)
beteiligt sind, sich an folgende Vereinbarungen zu halten:

Versprechen des Kindes
- Ich werde während der Behandlung nichts tun, was mein Leben oder meine Gesundheit gefährden könnte.
- Ich werde mich bemühen, gut in der Behandlung mitzuarbeiten.

_________________________________ _________________________________
Name des Kindes Unterschrift

Versprechen der Eltern/Betreuungspersonen
(Die einzelnen Punkte werden vorab in altersangemessener Sprache dem Kind erklärt.)
Ich werde an der Verminderung folgender Verhaltensmuster bei mir bzw. dem Kind mitarbeiten:
- Verminderung von suizidalem oder die Gesundheit des Kindes gefährdendem Verhalten.
- Verminderung von Verhaltensmustern, welche die Therapie behindern oder unmöglich machen (Therapiesitzungen verpassen, Brechen von Vereinbarungen, mangelnde Offenheit).

_________________________________ _________________________________
Name des Elternteils/Betreuers Unterschrift

Versprechen der Behandler
(Die einzelnen Punkte werden in altersangemessener Sprache dem Kind erklärt.)
- Wir strengen uns an, um eine gute und wirksame Behandlung durchzuführen.
- Wir wahren die Rechte des Patienten/der Patientin.
- Wir wahren die Schweigepflicht.

_________________________________ _________________________________
Name des Behandlers Unterschrift

3 Empfehlenswert für das Alter von 7 bis 12 Jahren.

M03 Vorlage für eine Verhaltensanalyse

1. Problemsituation

Beschreibe bitte die schwierige Situation sehr genau. Was genau hast du getan? Wo? Wer war außer dir noch da? Beschreibe die Situation bitte so genau, dass ein Schauspieler sie in einem Film nachspielen könnte!

2. Was war vorher?

Was ist vor der schwierigen Situation passiert? Was hast du getan, gedacht, gefühlt? Wie hast du schon vorher über diese Situation gedacht? Was hast du in deinem Körper gefühlt? Was war deiner Meinung nach das Wichtigste an der Situation?

3. Anfälligkeitsfaktoren

Was hat dich anfällig gemacht für die schwierige Situation? Was hast du vorher gegessen, getrunken, wie hattest du geschlafen? Warst du krank? Hattest du starke Gefühle vorher?

4. Konsequenzen

Welche Folgen hatte dein Verhalten? Bitte denke dabei an die Folgen für deine Gefühle, Gedanken, Körpersymptome und dein Verhalten. Wie war das direkt nach der schwierigen Situation, wie später? Wie haben andere Personen gleich oder später reagiert? Welche Wirkung hatte dein Verhalten auf deine Umgebung? Welche Folgen hatte die Situation für dich und andere?

____

____

____

____

5. Lösungsanalyse

Jetzt lass uns bitte nachdenken, wie du die schwierige Situation hättest verändern können. Wie hättest du anders handeln können?

____

____

____

____

6. Möglichkeiten, solche schwierigen Situationen in Zukunft zu verhindern?

Wie kannst du solche schwierigen Situationen in Zukunft verhindern?

____

____

____

7. Gegebenenfalls Wiedergutmachung

Wie kannst du dein Verhalten wieder gutmachen?

____

____

____

M04 Übungsblatt zum kognitiven Dreieck[4]

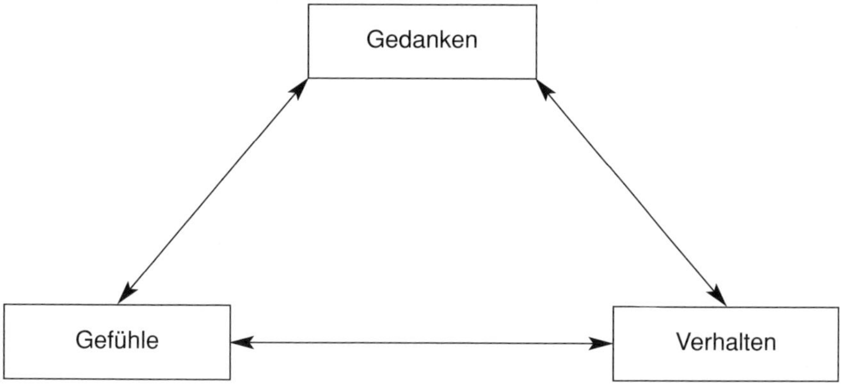

Immer wenn dich in der nächsten Woche etwas aufregt oder nervt, dann schreib auf, um welche Situation es sich handelt und wie du dich fühlst. Dann versuche dich genau zu erinnern, was an der Situation dazu geführt hat, dass du in der Form darüber dachtest.

Frage dich dann selbst:

1. War der Gedanke richtig?
2. War der Gedanke hilfreich?

Überlege dir andere Gedanken für diese Situation und schreib auf, wie du dich dann fühlst und ob du findest, dass die Gedanken richtig und hilfreich sind. Um neue „hilfreichere" Gedanken zu finden, überlege dir, was du einem guten Freund/einer guten Freundin in der gleichen Situation sagen würdest, wenn er/sie diese wenig hilfreichen Gedanken hätte.

Situation: ______________________________

Gedanke: ______________________________

Gefühl: ______________________________

Verhalten: ______________________________

Neuer Gedanke: ______________________________

Neues Gefühl: ______________________________

Neues Verhalten: ______________________________

4 angelehnt an Cohen, Mannarino & Delbinger (2006).

M05 Merkblatt für Eltern und Bezugspersonen traumatisierter Vorschulkinder

Wie kann ich mein/e Kind/Kinder im Vorschulalter bei der Bewältigung eines traumatischen Ereignisses unterstützen?

Allgemein hilfreiches Verhalten

- Körperkontakt wird von fast allen Kindern als beruhigend erlebt. Also kuscheln Sie, nehmen Sie Ihr Kind auf den Schoß oder halten Sie seine Hand. *Aber:* Falls das Kind das nicht möchte, dann bestehen Sie nicht darauf.
- Wenn das Kind über das Ereignis reden möchte, dann geben Sie ihm die Gelegenheit dazu.
- Falls das Kind nicht reden möchte, dann zwingen Sie es nicht dazu. Falls aber Ihr Kind extrem schweigsam und zurückgezogen ist, können Sie Gefühle beschreiben, die andere Kinder in so einer Situation haben könnten (z. B. „Ich könnte mir vorstellen, dass andere Kinder, die so was erlebt haben, sehr traurig/ärgerlich/ängstlich/... sind").
- Stellen Sie Alltagsroutinen wieder her. Wenn vor dem Ereignis eine bestimmte Abfolge beim Zubettgehen bestand, bestehend etwa aus Zähne putzen, Geschichte lesen, Kuscheln und Licht ausmachen, dann versuchen Sie diese Routinen sobald wie möglich wieder aufzunehmen. Routinen geben Sicherheit.
- Teilen Sie Ihre eigenen Ängste möglichst wenig mit dem Kind. Kinder übernehmen für die Bewertung ihrer eigenen Sicherheit die Bewertung ihrer Bezugspersonen. Wenn Sie sehr ängstlich und besorgt sind, dann teilen Sie ihre Gefühle mit anderen Erwachsenen, nicht mit kleinen Kindern. Achten Sie darauf, dass das Kind nicht mithört, wenn Sie sich mit anderen Personen darüber unterhalten. *Grundsätzlich gilt:* Je besser Sie das Geschehene verarbeiten können, umso besser können Sie Ihr Kind unterstützen. Holen Sie sich die Unterstützung, die Sie brauchen.
- *Aber Achtung:* Besteht die Gefährdung weiter, dann gilt, dass Sie die Kinder darauf hinweisen sollten, wie sie sich in Zukunft am besten verhalten sollten.
- Kinder wollen sich bei ihren Eltern in Sicherheit fühlen. Hinweise auf Polizei, Feuerwehr oder andere Bezugspersonen, die ebenfalls Sicherheit gewährleisten können und die für das Kind erreichbar sind, sind jedoch sinnvoll.
- Möglicherweise müssen Sie die Situation mehr als einmal erklären. Kinder brauchen Wiederholungen. Überprüfen Sie, ob das Kind Sie verstanden hat oder ob die Erklärung möglicherweise zu schwierig ist. In der Erklärung enthalten sein sollte, dass das Geschehen vorbei ist und falls es an einem anderen Ort stattfand, dass der Ort weit weg ist.

Allgemeine Ängstlichkeit

Kinder können Angst davor haben, allein bzw. ohne ihre Eltern zu sein, oder bestimmte Tätigkeiten allein zu erledigen, wie etwa in den Keller zu gehen oder allein ins Bett zu gehen. Möglicherweise kehren „alte" Verhaltensweisen wie Daumenlutschen oder Bettnässen zurück.

Wie können Eltern helfen? Eltern und Bezugspersonen sollten so ruhig und gelassen wie möglich erscheinen. Falls Sie allein wegmüssen (z. B. Einkäufe, Arztbesuche), dann geben Sie dem Kind soviel Kontrolle wie möglich. Sagen Sie wohin Sie gehen und wann Sie wieder zurückkehren. Bei kleinen Kindern kann es auch sinnvoll sein, einen Gegenstand, der der Bezugsperson gehört, zurückzulassen (z. B. ein Kleidungsstück).

Bleiben Sie so sachlich wie möglich (wechseln Sie bei Einnässen z. B. einfach die nasse Bettwäsche) ohne die schwierige Situation durch Tadel, Abwertung oder Strafen weiter zu erschweren. Schenken Sie aber dem anhänglichen Verhalten nicht zuviel Aufmerksamkeit. Tägliche Routinen wie Einkaufen etc. sollten nicht durch übertriebene Rücksichtnahme auf die Ängste des Kindes unterbunden werden.

Verstörtes Verhalten nach Konfrontation mit Dingen oder Umständen, die an das Ereignis erinnern

Kinder können auf Dinge oder Umstände, die an das Ereignis erinnern (sogenannte Trigger), mitunter sehr verstört reagieren. Dies kann etwa ein lautes Geräusch sein, das an den Krach bei einem Autounfall erinnert, oder das Feuer im Kachelofen, das an ein Feuer im Haus erinnert oder aber auch die Berichterstattung über Katastrophen allgemein oder das Ereignis selbst sein.

Wie können Eltern helfen? Versuchen Sie, Ihrem Kind die Unterschiede zwischen der heutigen sicheren Situation und der damaligen Gefahrensituation genau zu erläutern. Betonen Sie die Unterschiede zwischen dem Trigger und dem traumatischen Ereignis, wie etwa, dass dieses Feuer im Ofen bleibt und einfach gelöscht werden kann. Es ist grundsätzlich nicht sinnvoll, Fernsehsendungen zum Ereignis oder zu anderen Katastrophen anzuschauen.

Schlafstörungen

Viele Kinder schlafen schlecht ein oder haben Albträume in der Nacht.

Wie können Eltern helfen? Versuchen Sie für das Kind eine möglichst sichere Umgebung herzustellen. Dazu können, neben den oben erwähnten Routinen, Kuscheltiere und eine „Schlaflampe“ gehören. Versuchen Sie vor dem Schlafen aufregende Dinge zu unterlassen (dazu gehört auch Fernsehen). Erlauben Sie dem Kind für eine begrenzte Zeit bei Ihnen im Bett zu schlafen, wenn es das möchte (aber kündigen Sie bereits an, dass es morgen oder übermorgen wieder allein schlafen muss). Erklären Sie dem Kind wie Albträume entstehen: „Albträume kommen aus unseren eigenen Gedanken. Wenn die Gedanken uns Angst machen, dann träumen wir davon. Es ist also nicht echt, sondern wir machen diese Träume selber.“

Fragen nach dem Tod

Vorschulkinder verstehen noch nicht unbedingt, dass der Tod alle trifft, endgültig und unumkehrbar ist. Möglicherweise glauben Kinder auch daran, in irgendeiner Weise den Tod verursacht zu haben. Letzteres muss nicht der Logik Erwachsener entsprechen, sondern Kinder können glauben, dass jemand starb, weil sie böse waren, gestritten haben oder böse Gedanken hatten. Sie stellen also eine Art „magische“ Verknüpfung her.

Wie können Eltern helfen? Würdigen Sie die Trauer des Kindes und versuchen Sie eine altersgerechte Erklärung zu geben. Achten Sie darauf, die Unumkehrbarkeit zu erwähnen, um keine falschen Hoffnungen auf eine Rückkehr zu wecken und damit eine Bewältigung zu erschweren. Erlauben Sie dem Kind die Teilnahme an gesellschaftlichen und religiösen Abschiedsritualen. Ermöglichen Sie ein individuelles Abschiedsritual (z. B. basteln eines Blumenkranzes für das Grab, Abschiedsbild malen). Versuchen Sie dieses Gespräch mit einer positiven oder tröstlichen Information zu beenden.

M06 Merkblatt für Eltern und Bezugspersonen traumatisierter Schulkinder

Wie kann ich mein/e Kind/Kinder im Schulalter bei der Bewältigung eines traumatischen Ereignises unterstützen?

Allgemein hilfreiches Verhalten

- Körperkontakt wird von fast allen Kindern als beruhigend erlebt. Also ermöglichen Sie es, dass das Kind nahe bei Ihnen sitzen kann oder halten Sie seine Hand, wenn es ängstlich wird. *Aber:* Falls das Kind das nicht möchte (z. B. in der Gegenwart anderer Kinder), dann vereinbaren Sie andere „Sicherheitssignale“, wie z. B. Augenkontakt.
- Wenn das Kind über das Ereignis reden möchte, dann geben Sie ihm die Gelegenheit dazu.
- Falls das Kind nicht reden möchte, dann zwingen Sie es nicht dazu. Falls aber ihr Kind extrem schweigsam und zurückgezogen ist, können sie Gefühle beschreiben, die andere Kinder in so einer Situation haben könnten (z. B. „Ich könnte mir vorstellen, dass andere Kinder, die so etwas erlebt haben, sehr traurig/ärgerlich/ängstlich ... sind“).
- Stellen Sie Alltagsroutinen wieder her. Wenn vor dem Trauma eine bestimmte Abfolge für die Zeit nach Schulende, z. B. Essen, kurze Spielzeit und Hausaufgaben erledigen, bestand, dann versuchen Sie diese Routinen sobald wie möglich wiederaufzunehmen. Routinen geben Sicherheit.
- Teilen Sie ihre eigenen Ängste nur in sehr dosierter Form mit dem Kind. Kinder, die ihre eigenen Eltern als überfordert oder sehr besorgt wahrnehmen, wollen diese möglicherweise schützen und halten daher ihre eigenen Sorgen zurück. Dies kann dazu führen, dass wichtige Fragen nicht gestellt werden, oder dass die Eltern das Leiden der Kinder unterschätzen. *Grundsätzlich gilt:* Je besser Sie das Geschehene verarbeiten können, umso besser können Sie Ihr Kind unterstützen. Holen Sie sich die Unterstützung, die Sie brauchen.
- Besteht die Gefährdung weiter, dann gilt, dass Sie die Kinder darauf hinweisen sollten, wie sie sich in Zukunft am besten verhalten sollten. Kinder wollen sich bei ihren Eltern in Sicherheit fühlen. Hinweise auf Polizei, Feuerwehr oder andere Bezugspersonen, die ebenfalls Sicherheit gewährleisten können und die für das Kind erreichbar sind, sind jedoch sinnvoll.
- Möglicherweise müssen Sie die Situation mehr als einmal erklären. Kinder brauchen Wiederholungen. Überprüfen Sie, ob das Kind Sie verstanden hat, oder ob die Erklärung möglicherweise zu schwierig ist. In der Erklärung enthalten sein sollte, dass das Geschehen vorbei ist und falls es an einem anderen Ort stattfand, dass der Ort weit genug weg ist. Helfen Sie dem Kind zwischen „hier und jetzt“ und „dort und damals“ zu unterscheiden.

Unsicherheit bezüglich des Ablaufs des traumatischen Ereignisses

Kinder wollen meistens wissen was passiert ist und tauschen sich mit anderen Kindern aus, oder sie erfahren Details aus den Medien. Dies kann dazu führen, dass ein Ereignis noch schrecklicher wird, als es bereits war.

Wie können Eltern helfen? Eltern und Bezugspersonen sollten dem Kind erklären, was passiert ist. Vermeiden Sie dabei unnötige und grausame Details. Falls Ihr Kind nachfragt, erklären Sie das Geschehen so ruhig und gelassen wie möglich. Wenn Details unglaubwürdig erscheinen, so korrigieren Sie sie. Betonen Sie, dass das Ereignis vorbei ist. Erklären Sie dem Kind seither getroffene Sicherheitsmaßnahmen (z. B. „Die neue Türe ist viel stabiler und hat ein besseres Schloss.“) oder wer für Hilfe zuständig ist (Feuerwehr, Polizei etc.) und wie man diese holen kann. Erläutern Sie dem Kind vorab, was als Nächstes geschehen wird (z. B. Befragung durch die Polizei, Beerdigung).

Allgemeine Ängstlichkeit

Kinder können allgemein sehr ängstlich werden und Verhaltensweisen, die längst selbstverständlich waren (wie etwa allein zur Schule gehen, allein schlafen etc.), können auf einmal verweigert werden. Trennungen werden manchmal nicht mehr akzeptiert. So können Kinder Wutanfälle oder extreme Angst zeigen, wenn Eltern weggehen.

Wie können Eltern helfen? Sie sollten so ruhig und gelassen wie möglich bleiben. Zeigen Sie Verständnis für die Angst des Kindes, aber lassen Sie sich nicht auf Dauer in Alltagsroutinen unterbrechen. Sonst besteht die Gefahr, dass sich das Verhalten des Kindes weiter verfestigt. Falls Sie also weg müssen, dann geben Sie dem Kind soviel Kontrolle wie möglich. Sagen Sie, wohin Sie gehen und wann Sie wieder zurückkehren. Bei jüngeren Schulkindern kann es auch sinnvoll sein, einen Gegenstand, der der Bezugsperson gehört, zurückzulassen (z. B. ein Kleidungsstück). Schenken Sie aber dem anhänglichen Verhalten keine übertriebene Aufmerksamkeit.

Ständiges darüber reden oder Nachspielen des Ereignisses

Kinder sprechen möglicherweise sehr oft über das Ereignis, erzählen immer wieder die gleiche Geschichte oder Spielen das Erlebnis nach.

Wie können Eltern helfen? Kinder versuchen das traumatische Ereignis zu verstehen und zu verarbeiten. Daher ist dieses Verhalten normal. Geben Sie dem Kind die Gelegenheit, diese Bewältigungsmöglichkeit einzusetzen und versuchen Sie, dem Spiel einen positiven Ausgang zu geben (z. B. „Wie müsste ein Haus aussehen, damit es nicht mehr so leicht brennen kann?“).

Verstörtes Verhalten nach Konfrontation mit Dingen oder Umständen, die an das Ereignis erinnern

Kinder können auf Dinge oder Umstände, die an das Ereignis erinnern (sogenannte Trigger), mitunter sehr verstört reagieren. Dies kann etwa ein Geräusch sein, das an zusammengestauchtes Blech bei einem Autounfall erinnert, oder Feuer im Kachelofen sein, dass an ein brennendes Haus erinnert oder aber auch die Berichterstattung über Katastrophen oder das Ereignis selbst in den Medien sein.

Wie können Eltern helfen? Betonen Sie die Unterschiede zwischen dem Trigger und dem traumatischen Ereignis, wie etwa, dass das Feuer im Kachelofen einfach durch das Absperren der Luftzufuhr kontrolliert werden kann. Versuchen Sie zusammen mit Ihrem Kind Trigger zu erkennen, die unangenehme Gefühle und Erinnerungen hervorrufen, und auch dort die Unterschiede zwischen der damaligen Gefahrensituation und der jetzigen Situation herauszuarbeiten. Es geht also nicht darum, das Kind vor solchen Erinnerungsauslösern zu beschützen, sondern ihm zu helfen, diese zu „durchschauen“.

Fernsehsendungen zum Ereignis oder zu anderen Katastrophen anzuschauen, ist grundsätzlich nicht sinnvoll.

Intensive Gefühle wie Trauer, Ärger oder Wut

Manche Kinder bekommen leicht Wutanfälle oder weinen viel. Möglicherweise erschrecken sie selbst über die Intensität ihrer Emotionen.

Wie können Eltern helfen? Erlauben Sie diese intensiven Gefühle und bleiben Sie so ruhig und verständnisvoll wie möglich, d. h. versuchen Sie, nicht mit Ärger auf die Wut des Kindes zu reagieren. Gleichzeitig sollten Sie aber erwägen, diese Gefühle zu kanalisieren. Manchen Kindern hilft es, wenn sie sich viel bewegen oder Sport machen, andere brauchen einen sicheren Raum, in dem sie traurig sein können.

Wer trägt die Schuld für das Ereignis?

Schulkinder haben bereits ein intensives Gerechtigkeitsbedürfnis. Sie wollen wissen, wer die Schuld an einem Ereignis trägt bzw. wer dafür verantwortlich ist. Gleichzeitig können Kinder glauben, Mitschuld an einem Ereignis zu tragen, selbst wenn dies logisch gar nicht möglich ist. Möglicherweise verschweigen sie ihre Gedanken dazu auch, um nicht weitere Aufmerksamkeit auf „ihren" Beitrag zu lenken.

Wie können Eltern helfen? Erklären Sie dem Kind, wie es zu dem Ereignis kam und lassen Sie Raum für die möglichen Erklärungen des Kindes. Seien Sie offen für „magische" Verknüpfungen zwischen Wünschen und Ereignissen. Berichtigen Sie Bewertungen des Kindes, wenn es glaubt durch irgendeinen Fehler das Ereignis verursacht zu haben. (z. B. „Bea ist nicht vom Auto angefahren worden, weil ihr am Tag vorher gestritten habt, sondern weil der Mann im Auto so schnell gefahren ist, dass er am Zebrastreifen nicht mehr anhalten konnte.").

Sollte das Kind tatsächlich einen wie auch immer gearteten Anteil am Geschehen haben, dann nehmen Sie seine diesbezüglichen Sorgen ernst. Erinnern Sie es (und sich selbst!) daran, dass es noch ein Kind ist und nicht alles wissen oder verhindern kann. Wenn Sie merken, dass Sie selbst dem Kind innerlich die Schuld geben, dann besprechen Sie das mit einer geeigneten Person.

Schlafstörungen

Viele Kinder schlafen schlecht ein oder haben Albträume in der Nacht.

Wie können Eltern helfen? Versuchen Sie für das Kind eine möglichst sichere Umgebung herzustellen. Dazu können, neben den oben erwähnten Routinen, Kuscheltiere und eine „Schlaflampe" gehören. Versuchen Sie vor dem Schlafen aufregende Dinge zu unterlassen (dazu gehört auch Fernsehen). Erlauben Sie dem Kind für eine begrenzte Zeit bei Ihnen im Bett zu schlafen, wenn es das möchte (aber kündigen sie bereits an, dass es morgen oder übermorgen wieder allein schlafen muss). Erklären Sie dem Kind wie Albträume entstehen: „Albträume kommen aus unseren eigenen Gedanken. Wenn die Gedanken uns Angst machen, dann träumen wir davon. Es ist also nicht echt, sondern wir machen diese Träume selber."

Fragen nach dem Tod

Schulkinder verstehen, dass der Tod alle trifft, aber das Konzept, dass der Tod unumkehrbar ist und dass Tote nicht mehr handeln können, entwickelt sich erst bis zum Alter von ca. 10 Jahren. Möglicherweise glauben Kinder auch daran, in irgendeiner Weise den Tod verursacht zu haben. Letzteres muss nicht der Logik Erwachsener entsprechen, sondern Kinder können glauben, dass jemand starb, weil sie böse waren, gestritten haben oder böse Gedanken hatten. Sie stellen also eine Art „magische" Verknüpfung her.

Wie können Eltern helfen? Würdigen Sie die Trauer des Kindes und versuchen Sie eine altersgerechte Erklärung zu geben. Achten Sie darauf, die Unumkehrbarkeit zu erwähnen, um keine falschen Hoffnungen auf eine Rückkehr zu wecken und damit eine Bewältigung zu erschweren. Erlauben Sie dem Kind die Teilnahme an gesellschaftlichen und religiösen Abschiedsritualen. Ermöglichen Sie ein individuelles Abschiedsritual (z. B. basteln eines Blumenkranzes für das Grab, Abschiedsbild malen). Versuchen Sie dieses Gespräch mit einer positiven oder tröstlichen Information zu beenden.

M07 Entspannungstraining für jüngere Kinder – Instruktion für Konzentriertes Atmen[5]

Achtung:
- Vor Beginn der Übung müssen die Konzepte Entspannung und Aufmerksamkeitskontrolle erklärt werden.
- Bitte klären Sie ab, ob Hinlegen oder das Schließen der Augen Trigger für die Erinnerung an das traumatische Ereignis sind (z. B. bei sexueller Gewalt). Wenn ja, dann modifizieren Sie bitte das Entspannungsskript entsprechend.

Instruktion

„Kannst du dich daran erinnern, wie man sich fühlt, wenn man genervt ist oder wenn man an die schlimmen Dinge denkt, die passiert sind? Der Körper wird angespannt, das Herz pocht und schlägt ganz schnell, man atmet schnell oder man meint, man bekommt gar keine Luft mehr. Manchmal bekommt man auch Bauch- oder Kopfweh. Mit diesen Gefühlen kann man umgehen, indem man übt, konzentriert und ruhig zu atmen. Tiefes, kontrolliertes Atmen kann man leicht lernen und wir werden jetzt gleich damit anfangen. Wichtig ist, dass man langsam, tief und ruhig atmet. Man muss sich darauf konzentrieren, wie man einatmet und wieder ausatmet. Was hilft, ist, wenn du die sogenannte Bauchatmung benutzt. Das bedeutet, dass dein Bauch sich nach außen wölbt, wenn man einatmet und dass er nach innen gezogen wird, wenn man ausatmet (Therapeutin macht vor und zeigt wie es aussieht). Eine Möglichkeit, herauszufinden, ob man es richtig macht, ist die Hände über den Bauch zu legen und zu schauen, ob sie nach oben geschoben werden. Eine andere Möglichkeit besteht darin, im Liegen zu üben. Magst du dir eines von den Kuscheltieren im Regal aussuchen? (Kind wählt ein kleines Kuscheltier aus.) Jetzt legst du dich hin und wir legen den Hasen auf deinen Bauch. Jetzt schauen wir, ob sich der Hase nach oben bewegt, wenn du einatmest und nach unten wenn du ausatmest. (Ein paar Mal üben.)

Im nächsten Schritt lernst du, zusätzlich zu zählen, und wir konzentrieren uns auf das Atmen. Zuerst das Zählen: Eine Möglichkeit, das zu machen, ist es, mit einem tiefen langsamen Atemzug einzuatmen, und dann, wenn du ausatmest, langsam „fünf" zu sagen. So langsam bis die ganze Luft aus den Lungen heraus ist. Dann atmest du langsam und tief ein, und dann sagst du „vier", wenn du ausatmest. Und immer weiter so, bis du bei Null bist. Manche Kinder finden es gut, wenn man das mehrere Minuten lang übt. Wenn du in dieser langsamen konzentrierten Form atmest, wirst du merken, dass du dich immer mehr entspannst. Hast du soweit irgendwelche Fragen? (Fragen beantworten.)

Der letzte wichtige Punkt beim Bauchatmen ist, sich auf das Ein- und Ausatmen zu konzentrieren. Stell dir vor, die Luft füllt deine Lungen ganz auf, und dann kommt die ganze Luft wieder raus. Wenn du dich auf das Atmen konzentrierst, kann es sein, dass dir andere Gedanken in den Sinn kommen. Das macht nichts, das ist normal. Immer, wenn das passiert, kannst du dich wieder zurück auf das Atmen konzentrieren. Lass dich von diesen Gedanken nicht ablenken, sondern verschiebe das Nachdenken auf später.

5 Angelehnt an Cohen, Mannarino und Deblinger (2006).

So, bist du bereit? Ich werde auch mitmachen. Wir schließen jetzt beide die Augen und wir fangen an langsam bauchzuatmen. Wir versuchen es drei Minuten lang. Wenn du irgendwie rauskommst oder dich komisch fühlst, dann ist das o. k. Du machst dann einfach wieder da weiter, wo du warst. Ich sage dir, wenn die drei Minuten vorbei sind. (Drei Minuten üben.)

So – wie hat sich das angefühlt? Hast du dich ruhig oder entspannt gefühlt? Du kannst das während der nächsten Woche zu Hause üben. Es ist ein ganz guter Weg zum Einschlafen, und du kannst es auch machen, wenn du besorgt, verärgert, angespannt oder ängstlich bist. Nächste Woche erzählst du mir dann, wie es funktioniert hat."

5 Fallbeispiel

5.1 Veronika, 14 Jahre alt: Angaben zur spontan berichteten und erfragten Symptomatik

Veronikas Mutter wendet sich auf Empfehlung einer Lehrerin an die Therapeutin. Die Klassenlehrerin, die Veronika bereits das zweite Schuljahr hintereinander unterrichtet, ist besorgt wegen Veronikas komplett veränderten Verhaltens. Die Lehrerin weiß, dass Veronika von zwei Jungen aus einem höheren Jahrgang vergewaltigt worden ist. Im Gegensatz zum Jahr vorher ist Veronika ruhig, in sich gekehrt, spricht nicht mit ihren Mitschülern und hat sich aus allen Schul-Arbeitsgruppen zurückgezogen. Die Mutter wurde durch das Gespräch mit der Lehrerin aufgerüttelt und beschloss therapeutische Hilfe zu suchen. Beim Erstkontakt erscheint Veronika sehr in sich gekehrt und bedrückt. Gleichzeitig muss sie häufig nachfragen und scheint große Probleme zu haben, sich auf das Gespräch zu konzentrieren. Sie trägt weite unförmige Kleidungsstücke und hat schwarz gefärbte kurze Haare. Die Kapuze ihres Pullovers hat sie tief über das Gesicht gezogen, ihr Pony hängt ihr bis über die Augen. Sie vermeidet Augenkontakt zur Therapeutin und schaut meist nach unten.

Vom Ereignis berichtet Veronika sehr stockend und unter sichtbar großer Belastung wie folgt: Drei Monate vor der Vorstellung bei der Therapeutin war Veronika auf eine Party des größeren Bruders einer Freundin eingeladen. Sie hatte sich sehr auf diese Party gefreut und sich sehr viel Mühe gegeben attraktiv auszusehen. Auf der Party sollte auch ein etwas älterer Junge aus ihrer Schule sein, in den sie heimlich ein bisschen verliebt war. Auf der Party kam sie letztendlich mit ihm ins Gespräch und er bot ihr an, sie zusammen mit einem Freund nach Hause zu bringen. Auf dem Weg nach Hause schlugen die beiden Jungen einen Umweg zu einer kleinen Hütte am Waldrand vor, in der einer der Jungen noch eine Flasche Wein „gelagert" hatte. Veronika, die das ganze aufregend fand und sich auch ein bisschen geschmeichelt fühlte, weil sie die beiden nach Hause bringen wollten, ging arglos mit. In der Hütte verschlossen die beiden die Tür von innen und vergewaltigten Veronika beide. Es kam zu oraler und vaginaler Penetration. Nach mehreren Stunden warfen sie Veronika aus der Hütte. Sie versuchte nach Hause zu gehen, verirrte sich aber und wurde letztendlich von einem Autofahrer mitgenommen, der das völlig verwirrte Mädchen zur Polizei brachte. Dort wurden die Eltern informiert und eine gynäkologische Untersuchung veranlasst, die Veronika als schrecklich erlebte.

Die Patientin ist nicht vorbehandelt und ist motiviert, eine psychotherapeutische Behandlung zu erhalten. Die Eltern haben die beiden Täter angezeigt, die Gerichtsverhandlung steht noch aus und die beiden sind auf freiem Fuß. Die Mutter ist bereit, ebenfalls regelmäßig zu Therapiesitzungen zu kommen.

Veronika lebt seit der Traumatisierung sehr zurückgezogen, besucht kaum noch Freundinnen. Sie vermeidet, alleine außer Haus zu gehen, und wird von ihrer Familie dahingehend auch unterstützt: Vater, Mutter, Schwester oder Großmutter begleiten sie bei Arztbesuchen, bringen sie zur Schule und verbringen sehr viel Zeit mit ihr.

5.2 Lebensgeschichtliche Entwicklung der Patientin und Krankheitsanamnese

Veronika war nach einer normalen Schwangerschaft in der 39. Woche normalgewichtig geboren. Sie war ein Wunschkind und hat eine zwei Jahre jüngere Schwester. Die Entwicklung Veronikas verlief weitgehend problemlos. Sie kam mit 3,5 Jahren in den Kindergarten und wurde mit 6 Jahren eingeschult. Veronika war immer eine gute bis mittelmäßige Schülerin und geht zum Zeitpunkt der Untersuchung in die 8. Klasse einer Realschule. Seit dem Überfall haben sich ihre Noten in fast allen Fächern deutlich verschlechtert.

Ihre erste Menstruation bekam Veronika mit 13 und war damit eine der letzten in ihrer Klasse. Die Mutter berichtet, dass Veronika ein recht beliebtes Mädchen war, das vor dem Ereignis einige gute Freundinnen und einen großen Bekanntenkreis hatte. Ihre Hobbies waren Pferde und Bodenturnen. Seit dem Ereignis geht sie allerdings kaum noch reiten und das Turnen, welches sie vorher wettkampfmäßig betrieb, hat sie völlig eingestellt.

Veronikas Mutter begann wieder zu arbeiten, als Veronikas kleine Schwester in den Kindergarten kam und arbeitet jetzt halbtags als Bürokauffrau. Der Vater leitet einen Supermarkt und arbeitet sehr viel, so dass er wenig zu Hause ist. Seit zwei Jahren ist die finanzielle Situation angespannt, da die Eltern ein renovierungsbedürftiges altes Haus gekauft haben und alles, was an Zeit und Geld zur Verfügung steht, in die Renovierung fließt. Veronikas Mutter merkt an, dass das auch bisher kein großes Problem gewesen wäre, da beide Mädchen sehr selbstständig und eigentlich problemlos gewesen wären. Die Mutter beschreibt ihren Erziehungsstil als eher locker, wobei sie im Gespräch einzelne Beispiele zu ihrem Erziehungsverhalten gibt, die eher auf sehr strenge Regeln und wenig Verständnis deuten. Der Vater überlässt die Erziehung der Töchter weitgehend der Mutter, ist aber, wenn er zu Hause ist, sehr streng und fordert „erwachsenes“ Verhalten von seinen Töchtern ein.

Die Mutter berichtet, dass sie wegen einer Angsterkrankung – bei genauerer Anamnese einer Agoraphobie mit Panikstörung – vor 4 Jahren eine ambulante Psychotherapie gemacht habe. Diese habe ihr gut geholfen. Die Symptomatik sei aber nach der Vergewaltigung der Tochter erneut aggraviert.

5.3 Psychischer Befund zum Zeitpunkt des Therapiebeginns

PTB-Symptomatik: Veronika berichtet, dass sie am meisten belastet sei durch die schrecklichen Erinnerungen an die Vergewaltigung. Sehr viele Dinge könnten die Erinnerungen auslösen, wie z. B. Fernsehberichte hierzu, wenn sie sich dusche, wenn sie in den Spiegel schaue, Jugendzeitschriften mit Beiträgen zu Sexualität lese, Bäume sehe oder auch der Anblick von Milch oder Joghurt. Sie fühle sich beschmutzt und besudelt, habe manchmal das Gefühl, ihre Haut rieche noch nach Sperma bzw. sie könne dieses noch in ihrem Mund schmecken. Wenn sie durch etwas an das Trauma erinnert werde, dann tue sie bzw. täten die Eltern alles, damit sie die Erinnerungen wieder vergessen könne: Sie würde sich ablenken durch Hausarbeit oder Fernsehen, ihre Eltern würden manchmal mit ihr einen Ausflug machen, wenn die Erinnerungen gar zu schlimm wären, um sie auf andere Gedanken zu bringen. Veronika verlässt das Haus kaum alleine und bittet in der Regel jemanden, sie bei unumgänglichen Besorgungen zu begleiten. Auch das Alleinesein im Elternhaus falle ihr seit dem Trauma schwer. Sie habe große Angst, dass sie wieder Opfer von Gewalt werden könne, daher gehe sie nie mehr zu Parties oder Volksfesten. Die Straße mit dem Haus, von dem aus sie das Fest mit den beiden Tätern verließ, würden sie und die ganze Familie seitdem großräumig umfahren, genauso wie die beiden Viertel, in denen die beiden Täter wohnen. Veronika hat schreckliche Angst, einem von beiden auf der Straße zu begegnen. Sie leidet unter Konzentrationsstörungen und erhöhter Schreckhaftigkeit. Erinnerungen an die Tat würden mit starker körperlicher Symptomatik wie Herzrasen, Schwitzen, und Schmerzen im Unterleib einhergehen. Im IBS-KJ wies sie für den Gesamtschweregrad der PTB einen Mittelwert von 1,94 auf.

Veronika leidet unter einem Gefühl der Niedergeschlagenheit und der Interessenlosigkeit. Sie hat die meisten Aktivitäten, die ihr vor dem Überfall Freude bereiteten, aufgegeben, fühlt sich häufig traurig und hoffnungslos. Erhöhte Werte im Depressionstest für Kinder (DTK; Rossmann, 2005) spiegeln die Diagnose einer mittelgradigen depressiven Episode wider.

Hinzu kommt, dass Veronika über 8 kg an Gewicht innerhalb von 3 Monaten verloren hat. Eine Gewichtsphobie liegt nicht vor. Veronika hat eine Aversion gegen sehr viele Nahrungsmittel entwickelt, die in der Konsistenz, in Aussehen oder Geruch an Samenflüssigkeit erinnern. Sie meidet alle Milchprodukte, Soßen und Suppen. Generell fällt ihr das Schlucken von Nahrung oder Flüssigkeit schwer, weil es sie an den oralen Missbrauch erinnert.

Von Suizidalität oder Fremdgefährdung ist Veronika klar distanziert. Die Stimmung ist niedergeschlagen, der Antrieb gemindert. Es gibt keinen Anhalt für inhaltliche oder formale Denkstörungen, keine Zwangsgedanken oder -handlungen. Die Konzentrationsfähigkeit ist gemindert, das Gedächtnis unbeeinträchtigt. Selbstverletzendes Verhalten wird nicht berichtet.

5.4 Somatischer Befund bei Therapiebeginn

Das Körpergewicht bei der Aufnahme beträgt 42 Kilo bei einer Körpergröße von 1,62 cm und liegt damit im zehnten Perzentil ihrer Altersgruppe. Veronika hat seit der Vergewaltigung 8,5 Kilo an Gewicht abgenommen, der aktuelle BMI liegt bei 16,0.

Über den Gewichtsverlust hinaus bestehen keine schwerwiegenden bedeutsamen somatischen Befunde. Die Vergewaltigung hatte keine Schwangerschaft zur Folge, und bislang blieben die Tests auf möglicherweise durch die Vergewaltigung übertragene Infektionen wie z. B. HIV negativ. Allerdings ist bezüglich HIV der Zeitraum noch zu kurz, um eine Infektion mit Sicherheit ausschließen zu können. Das bereitet Veronika und ihren Eltern sehr große Sorge.

Das Wiedererleben der traumatischen Erinnerungen ist bei Veronika häufig mit starken Schmerzen im Unterleib verbunden. Die Mutter drängt auf eine erneute gynäkologische Untersuchung, die Veronika aber bislang aufgrund der hohen Belastung in der Untersuchungssituation verweigert hat.

Die vegetative Anamnese zeigt, dass Veronikas Schlaf gestört ist. Abends liegt sie lange wach und grübelt darüber nach, wie sie die Vergewaltigung hätte verhindern können. Sie hat Angst vor dem Einschlafen, weil sie in Albträumen die Vergewaltigungssituation erneut durchlebt, dann schweißgebadet aufwacht und nicht genau einordnen kann, ob sie zuhause in ihrem Zimmer ist oder wieder in der Situation. Sie geht dann zitternd und weinend in das Schlafzimmer der Eltern und verbringt manchmal den Rest der Nacht im Bett der Mutter. Dadurch sind beide tagsüber häufig müde und abgespannt, und auch die Mutter kann sich bei der Arbeit schlechter konzentrieren.

5.5 Verhaltensanalyse

Die Symptomatik zeigte sich typischerweise in folgenden Situationen:
- *Situation:* Veronika schaut gemeinsam mit der Familie fern. Im Spielfilm wird eine Hütte im Wald gezeigt. Dieses Bild löst quälende Erinnerungen an die Vergewaltigung aus. Veronika hat das Gefühl, sie könne dies nicht aushalten, wenn sie diese Erinnerungen nicht bekämpfe, werde sie verrückt.
- *Organismus:* Auf körperlicher Ebene Schlafmangel, Müdigkeit, emotionale Verwundbarkeit durch Mangelernährung und Flüssigkeitsmangel, auf Schemaebene „Ich bin verachtenswert“.

Reaktionen
- *Kognitiv:* Veronika lenkt sich ab, indem sie anfängt, darüber nachzugrübeln, wie sie die Vergewaltigung hätte verhindern können.
- *Motorisch:* Veronika versucht sich abzulenken, steht auf, geht in die Küche, fängt an, die Küche aufzuräumen. Die Mutter kommt hinterher und schlägt ihr einen Spaziergang vor.
- *Emotional:* Furcht bis zur Panik, Hilflosigkeit, Ekel, Scham, Selbstverachtung.
- *Physiologisch:* Übelkeit, Magenkrämpfe, Kälteschauer, Herzklopfen, Schwitzen.

Konsequenzen. Kurzfristig nimmt die Belastung durch Intrusionen durch die Ablenkung ab (C). Die Zuwendung der Mutter verstärkt das vermeidende Verhalten (C^+). *Langfristig* kann die Patientin keine ihre katastrophisierenden Erwartungen korrigierende Erfahrungen machen („Ich kann mich erinnern, ohne dass ich verrückt werde.“; C^-), Habituation an die belastenden traumabezogenen Reize und Erinnerungen kann nicht eintreten (C^-), die angstauslösenden Situationen nehmen zu (C^-).

5.6 Diagnose zum Zeitpunkt der Antragstellung

Zur Aufnahme leidet Veronika unter folgenden psychischen Störungen:
- *Posttraumatische Belastungsstörung nach Vergewaltigung (F43.1)*
- *Mittelgradige depressive Episode (F 32.1)*
- *Essstörung nicht näher bezeichnet (F50.9).*

Dabei entwickelte sich direkt nach der Vergewaltigung eine Akute Belastungsstörung und dann die PTB, während die Depression und die Essstörung sich sekundär zur PTB-Symptomatik einstellten.

5.7 Therapieziele und Prognose

Veronika wurde mit einer traumafokussierten Kognitiven Verhaltenstherapie behandelt, in die auch ihre Mutter als Kotherapeutin integriert wurde. Als Grundlage diente das auf die Folgen von sexualisierter Gewalt zugeschnittene und sehr gut auf seine Wirksamkeit hin überprüfte Behandlungsmanual von Deblinger und Heflin (1996).

Folgende Therapieziele wurden bearbeitet:
- Erweiterung des Wissens über die Folgen sexualisierter Gewalterfahrungen bei Mutter und Kind.
- Verbesserung der Emotionsregulation bei Veronika.
- Gewichtssteigerung bei Veronika durch Abbau der Nahrungsmittelaversionen und der Probleme beim Schlucken.
- Verbesserung der Schlafqualität bei Veronika und der Mutter, Senken der Albtraumfrequenz bei Veronika.
- Erarbeiten der langfristig negativen Folgen von behavioraler und kognitiver Vermeidung mit Mutter und Kind, Reduktion des Vermeidungsverhaltens bei Veronika und innerhalb der Familie.
- Verbesserung der Kommunikationsmöglichkeiten über die traumatischen Erfahrungen innerhalb der Familie.
- Veränderung der dysfunktionalen Bewertungen zum Trauma und seinen Folgen bei Mutter und Kind.
- Reduktion der Häufigkeit und Belastung durch Intrusionen durch Einsatz konfrontativer Elemente.
- Verhinderung erneuter Viktimisierung.

Die Prognose wurde insgesamt als gut eingeschätzt. Als *Risikofaktoren für die Entwicklung einer schwerwiegenden und chronifizierten Symptomatik* wurden folgende Aspekte gedeutet:
- die Traumatisierung durch sexualisierte Gewalt,
- die von Veronika während der Vergewaltigung empfundene Lebensgefahr,
- die Angsterkrankung der Mutter und deren die Angst aufrechterhaltende Bewältigungsstrategien im Sinne einer möglichen genetischen Vulnerabilität und eines ungünstigen Modellverhaltens der Mutter,
- das überfürsorgliche Verhalten von Mutter und Vater seit der Vergewaltigung,

- die gezielte Verstärkung von Krankheitsverhalten durch die Eltern (Veronika Aufgaben abnehmen; sie zu Terminen außer Haus immer begleiten; besondere Zuwendung für Krankheitsverhalten),
- das mangelnde Angebot zur Kommunikation über das traumatische Geschehen („Denk doch einfach nicht mehr daran, lenk dich ab ...“).

Als prognostisch günstige Faktoren wurden identifiziert:
- die prätraumatische psychische Gesundheit von Veronika,
- die Überschaubarkeit der komorbiden Symptomatik und die Abwesenheit von komorbider Symptomatik wie z. B. Substanzabusus, Borderline-Persönlichkeitsakzentuierung, Anorexia nervosa, schwerste Selbstverletzung bzw. Hochrisikoverhalten oder Suizidversuche,
- Veronikas Ressourcen im Hinblick auf frühere positive Aktivitäten (ihre Hobbies),
- die Bereitschaft der Familie, Veronikas Behandlung zu unterstützen,
- die Tatsache, dass es sich beim Trauma um ein singuläres Ereignis handelte.

5.8 Behandlungsplan

Die Symptomatik wurde wie in Leitlinie 8 beschrieben hierarchisiert. Dabei zeigte sich, dass das Leben der Patientin nicht akut gefährdet war. Katastrophisierende Befürchtungen bezüglich des Sprechens über das traumatische Geschehen waren vorhanden und sollten zunächst bearbeitet werden. Die Nahrungsmittelaversion und Probleme beim Schlucken gefährdeten akut die Gesundheit der Patientin, daher wurde die Verbesserung dieser Symptomatik an zweiter Stelle vorgesehen. Krisen generierendes Verhalten zeigte sich nicht. Als Verhalten, das den Therapiefortschritt behindern könnte, wurde der gestörte Schlaf identifiziert. Danach sollten die Störungen des emotionalen Erlebens und die eingeschränkte Lebensqualität bearbeitet werden.

5.9 Therapieverlauf

Veronika erhielt 30 Sitzungen KBT, ihre Mutter ein begleitendes Elterntraining von 12 Sitzungen. Nach einer ausführlichen Anamnese zur Entwicklungsgeschichte von Veronika und zu den traumatischen Ereignissen erhielten beide viele Informationen zu den typischen Folgen sexueller Gewalt auf den Ebenen der Gefühle (hier besonders über die Emotionen Ekel, Scham und Selbstverachtung), der Ebene der Kognitionen (hier besonders über die Bedeutung von Schuldzuschreibung und selbstverachtenden Gedanken) und des Verhaltens (hier besonders über die Folgen von kognitiver und behavioraler Vermeidung).

Das Konzept und Ziel der Behandlung wurde mit beiden erarbeitet. In getrennten Sitzungen wurde dabei mit Unterstützung der Therapeutin von Veronika und ihrer Mutter erarbeitet, welche Bewältigungsstrategien beide bislang eingesetzt hatten, um eine Besserung von Veronikas Situation herbeizuführen (Gedankenunterdrückung und extensive Vermeidung bei Veronika, die durch die Mutter bzw. die gesamte Familie unterstützt und gefördert wurde), und inwieweit diese bisherigen Bewältigungsstrategien tatsächlich hilfreich gewesen waren oder nicht. Veronika hatte bezüglich einer genaueren Auseinandersetzung mit den traumatischen Erinnerungen große Befürchtungen: dass sie die Kontrolle verliere und anfange zu weinen und nie mehr aufhören könne, wenn sie mit jemandem über die Vergewaltigung spräche. Und dass sie durch die Scham und die wiedererlebte Hilflosigkeit verrückt werden könne. Bei Befragung der Mutter zeigte sich, dass diese das Konzept, dass das Sprechen oder Nachdenken über das Geschehene sehr gefährlich sein könne, und damit die katastrophisierenden Befürchtungen von Veronika teilte. Diese katastrophisierenden Befürchtungen konnten mit Hilfe kognitiver Methoden zunächst in jeweils einer getrennten und einer 20-minütigen gemeinsamen Sitzung relativiert werden. Schon in der vierten Sitzung erlebte Veronika, dass sie auf kontrollierte Weise über Teile des Traumas berichten konnte.

Diskriminationstraining wurde bald eingesetzt, um das Ausmaß der Nahrungsmittelaversionen zu reduzieren und die belastenden Gefühle beim Schlucken von Nahrung oder Flüssigkeit zu mindern. Bald schon konnte Veronika dadurch wieder Milchprodukte und sämige Speisen zu sich nehmen. Dies trainierte sie zu Beginn mit Speisen, die sich z. B. durch Zusatz von Kakao oder starken Aromen deutlich in der Farbe oder im Geruch von Sperma unterschieden. Das Schlucken von Flüssigkeit wurde zunächst auch mit Getränken trainiert, die durch Geruch/Geschmack oder Farbe deutlich verschieden waren. Veronikas Flüssigkeitsaufnahme konnte dadurch verbessert werden, und schon nach wenigen Wochen begann sie auch, an Gewicht zuzunehmen. In den Sitzungen mit der Mutter bzw. gemeinsamen Sitzungsteilen wurde das Vorgehen immer genau mit der Mutter abgesprochen, sie unterstützte Veronika darin, das neu Erlernte auf ihren Alltag zu übertragen und bei der Durchführung des Diskriminationstrainings immer unabhängiger von der Therapeutin zu werden.

Im nächsten Schritt erhielt Veronika eine Albtraumbehandlung im Sinne des Imagery Rehearsal Treatment. Schlafhygienische Maßnahmen wurden ergriffen, so z. B. ein festes Zu-Bett-geh-Ritual vereinbart. Mit der Mutter gemeinsam wurde besprochen, dass Veronika nicht mehr aus ihrem Zimmer in das Bett der Mutter flüchten solle, sondern dass sie sie stattdessen in der Nacht in der Anwendung von Diskriminationstraining unterstützen könne. Bezüglich der Zahl und Belastung durch die Albträume zeigte sich hierdurch bald eine Besserung.

Zur Emotionsregulation wurden vor allem kognitive Interventionen zum Erleben von Schuld, Scham und Selbstverachtung verwandt. Veronikas Verantwortungszuschreibung wurde gemeinsam mit der Therapeutin genau beleuchtet und disputiert. Durch die Rekapitulierung der genauen Situation, in der Veronika sich befand, als sie sich entschloss, mit den beiden Tätern gemeinsam die Party zu verlassen, wurde deutlich, dass es wenig Anhaltspunkte gegeben hatte, die Situation als gefährlich einzuschätzen, dass für Veronika das Verhalten der Täter unvorhersehbar gewesen war, und dass sie während der Vergewaltigungen keine Möglichkeit gesehen hatte, zu entkommen. Veronika fühlte sich durch die Veränderung in der Verantwortungszuschreibung deutlich entlastet. Im Mittelpunkt der kognitiven Interventionen standen Veronikas Ambivalenz den Tätern gegenüber („Ich habe sie durch mein Verhalten dazu gebracht, das zu tun!“) und ihr übergroßes subjektives Schuldempfinden („Ich habe mich nicht stark genug gewehrt, ich hätte es vorhersehen müssen, ich habe mich zu aufreizend gekleidet, ich hätte nicht mit in die Hütte gehen sollen."). Es wurde herausgearbeitet, dass Veronika eine große sexuelle Neugier hatte, gerne erste sexuelle Erfahrungen machen wollte und der eine der Täter ihr auch sympathisch gewesen war. Therapeutin und Patientin kamen darin überein, dass dies nichts Verwerfliches sei, und dass die Neugier nicht die Ursache der Gewalterfahrung war (auch andere Mädchen empfinden und handeln so, erleben aber keine sexuelle Gewalt), sondern dass die Täter für die Tat verantwortlich sind. Auch gesellschaftliche Stereotype und Schemata wurden bearbeitet: Veronika kleidete sich in einer Weise, die sie für das andere Geschlecht sexuell attraktiv machen sollte – ebenfalls etwas, was andere Mädchen tun, die nicht sexuelle Gewalt erleben, und keine Rechtfertigung für eine Gewalttat. Die Therapeutin gab Veronika eine Fülle von Informationen zur Sexualität. Gegenstand der Therapie war u. a. auch das Einschätzen lernen von potenziell gefährlichen oder ungefährlichen Situationen im Umgang mit Männern und Jungen und Rollenspiele zu Verhaltensweisen, die Veronika vor erneuter Viktimisierung schützen sollten. Mit Methoden des Rollenspiels und des Problemlösens wurden auch soziale Situationen geübt, in denen Mitschüler oder andere Jugendliche Veronika angriffen und als Hure beschimpften, bzw. Situationen, in denen ein Zusammentreffen mit beiden Tätern stattfinden könnte.

Auch mit der Mutter wurde deren Attribution und Interpretation des Geschehenen besprochen und verändert. Ihre – zum Teil sehr ambivalenten – dysfunktionalen Einstellungen zum Trauma konnten bearbeitet werden (Veronika hat die Tat durch ihre Kleidung und ihre Neugier provoziert – vielleicht ist sie eine lose Person vs. Ich bin eine schlechte Mutter, sonst hätte ich mein Kind vor dieser Erfahrung schützen müssen).

Danach wurde mit Veronika und der Mutter in getrennten und gemeinsamen Sitzungsteilen das Rational der Konfrontationsbehandlung erarbeitet. Die Therapeutin begann mit dem Einsatz des imaginativen Nacherlebens. Zunächst erlebte Veronika dabei eine große subjektive Belastung, wobei sowohl Gefühle der Angst, Hilflosigkeit, des Ekels und der Scham sehr stark waren. Über die Sitzungen hinweg zeigte sich jedoch bald eine deutliche Belastungsreduktion. Veronika erinnerte sich auch an Details der Gewalterfahrung, die ihr zunächst nicht zugänglich gewesen waren. Zwischen den Sitzungen hörte Veronika die Audiografien ihrer eigenen Erzählungen auf Band an und schrieb auch dreimal wöchentlich über die Vergewaltigung. Ihre kognitive Vermeidung der Erinnerung konnte sie bald aufgeben und die Anzahl der Intrusionen nahm erheblich ab. Die anderen Familienmitglieder begannen, Veronika nun bei der Konfrontation mit den Erinnerungen statt bei der Vermeidung traumabezogener Reize zu unterstützen. Veronika und die Mutter erhielten von der Therapeutin häufig und viel Lob und Respekt für ihre Mitarbeit in der Therapie.

Mit der Mutter wurde vereinbart, dass sie sich zeitliche Freiräume schaffen müsse zur Förderung der Kommunikation mit Veronika. Die Eltern renovierten ein neu gekauftes Haus, zu Beginn der Behandlung blieb neben der Berufstätigkeit der Eltern kaum Zeit für Unternehmungen und Gespräche mit Veronika, und dies musste dringend verändert werden. Beide Eltern unterschätzten zunächst die Folgen der Vergewaltigung, weil Veronika sich immer mehr vor ihnen verschlossen hatte. Zu einigen der Sitzungen wurde auch der Vater eingeladen. In gemeinsamen Sitzungsteilen wurde detailliert besprochen, wie die Mutter bzw. beide Eltern Veronika am besten unterstützen könnten (Kommunikationsangebote machen, das Thema nicht meiden, sie in allem bestärken, was in Richtung gesundes Verhalten geht, das elterliche überprotektive Verhalten aufgeben etc.). Thema waren auch übergroße Erwartungen der Eltern an die Tochter und eine Rollenverteilung, bei der Veronika die Rolle des Kindes einerseits nicht und andererseits im Übermaß zugestanden worden war.

Im Verlauf der Behandlung wurde der Besuch bei einer Gynäkologin vorbereitet und durchgeführt. Die Schmerzen im Unterleib nahmen jedoch mit der Belastung durch Intrusionen ab und traten dann nicht mehr auf. Die körperlichen Untersuchungen brachten die Sicherheit, dass Veronika sich nicht mit HIV oder anderen Erkrankungen infiziert hatte.

Zum Abschluss der Intervention schrieben sowohl Veronika als auch ihre Mutter ihre individuelle Geschichte der Behandlung von Veronika auf, unter besonderer Berücksichtigung der hilfreichen neuen Strategien, welche beide in der Therapie gelernt hatten. Mögliche in der Zukunft liegende schwierige Situationen, darunter besonders die Jahrestage der Vergewaltigung und die noch ausstehende Gerichtsverhandlung, wurden gemeinsam besprochen und geplant, um die Belastung für Veronika so gering wie möglich zu halten.

Zum Ende der Therapie berichtet Veronika von einer deutlichen Besserung ihrer Beschwerden. Ihre Beziehungen zu den Peers hatten sich gebessert, ebenso das Familienklima und die erzieherischen Kompetenzen der Mutter.

5.10 Nachkontrollen

Während Veronikas Werte im Interview zur Posttraumatischen Belastungsstörung (IBS-KJ) zu Beginn der Intervention sehr hoch waren, ergab sich am Ende der Intervention ein Wert für den Gesamtschweregrad der PTB von 0,5. Auch im DTK ergab sich eine deutliche Reduktion der depressiven Symptomatik. Die Kriterien für eine PTB, eine depressive Episode und eine Essstörung NNB waren jeweils nicht mehr erfüllt. Die Frequenz von Albträumen war von ca. sechs pro Woche zu Beginn auf ca. zwei pro Monat abgesunken, was die Qualität des Schlafes für Veronika und auch ihre Eltern besserte. Veronikas BMI lag am Ende der Therapie bei 19. Bei einer Nachkontrolle drei Monate nach Ende der Behandlung zeigte sich, dass der Gesamtschweregrad der PTB in der IBS-KJ auf 0,32 weiter abgesunken war, während die Werte für die Depressivität stabil geblieben waren. Die Schulleistungen hatten sich verbessert, und Veronika hatte ihre alten Hobbies wieder aufgegriffen. Sie konnte sich nicht vorstellen, eine Freundschaft zu einem jungen Mann einzugehen bzw. sexuelle Kontakte zu haben, davor hatte sie nach wie vor Angst. Zum diesem Zeitpunkt wollte Veronika diesen Aspekt aber nicht in weiteren therapeutischen Sitzungen bearbeiten. Es wurde vereinbart, dass Veronika sich jederzeit wieder melden könne.

Literatur

Aaron, J., Zaglul, H. & Emery, R. E. (1999). Posttraumatic stress in children for acute physical injury. *Journal of Pediatric Psychology, 24,* 335–343.

Achenbach, T. M. & Edelbrock, C. S. (1983). *Manual for the Child Behavior Checklist.* Burlington: University of Vermont, Department of Psychiatry.

American Academy of Child and Adolescent Psychiatry (1998). *Practice parameters for the assessment and treatment of children and adolescents with Posttraumatic Stress Disorder.* Washington: American Academy of Child and Adolescent Psychiatry (http://www.aacap.org/galleries/PracticeParameters/PTSDT.pdf).

Andrews, G., Slade, T. & Peters, L. (1999). Classification in psychiatry: ICD-10 versus DSM-IV. *British Journal of Psychiatry, 174,* 3–5.

Anthony, J. L., Lonigan, C. J. & Hecht, S. A. (1999). Dimensionality of Posttraumatic Stress Disorder symptoms in children exposed to disaster: Results from confirmatory factor analyses. *Journal of Abnormal Psychology, 108,* 326–336.

APA (American Psychiatric Association) (2003). *Diagnostisches und Statistisches Manual Psychischer Störungen – Textrevision – DSM-IV-TR.* Dt. Bearbeitung v. Saß, H., Wittchen, H.-Z., Zaudig, M. & Houben, I. Göttingen: Hogrefe.

Arata, C. M. (2002). Child sexual abuse and sexual revictimization. *Clinical Psychology: Science and Practice, 9,* 135–164.

Arbeitsgruppe Deutsche Child Behavior Checklist (2002). *Elternfragebogen für Klein- und Vorschulkinder (CBCL/1½–5).* Köln: Arbeitsgruppe Kinder-, Jugend- und Familiendiagnostik (KJFD).

Balaban, V. (2006). Psychological assessment of children in disasters and emergencies. *Disasters, 30* (2), 178–198.

Bat-Zion, N. & Levy-Shiff, R. (1993). Children in war: Stress and coping reactions under the threat of the Scud missile attacks and the effect of proximity. In L. Lewis & N. Fox (Eds.), *The Psychological Effects of War and Violence in Children* (pp. 143–161). Hillsdale: Erlbaum.

Becker, J. V., Skinner, L. J. & Abel, G. G. (1982). Treatment of a four-year-old victim of incest. *The American Journal of Family Therapy, 10,* 41–46.

Berliner, L. & Saunders, B. E. (1996). Treating fear and anxiety in sexually abused children: results of a controlled 2-year follow-up study. *Child Maltreatment, 1,* 294–309.

Bingham, R. D. & Harmon, R. J. (1996). Traumatic stress in infancy and early childhood: expression of distress and developmental issues. In C. R. Pfeffer (Ed.), *Severe Stress and Mental Disturbance in Children* (pp. 499–532). Washington, D. C.: American Psychiatric Association.

Black, D. (1998). Working with the effects of traumatic bereavement by uxoricide (spouse killing) on young children's attachment behaviour. *International Journal of Psychiatry in Clinical Practice, 2,* 245–249.

Bohus, M., Haaf, B., Simms, T., Limberger, M. F., Schmahl, C., Unckel, C., Lieb, K. & Linehan, M. (2004). Effectiveness of inpatient dialectical behavioral therapy for borderline personality disorder: a controlled trial. *Behavior Research and Therapy, 42,* 487–499.

Boney-McCoy, S. & Finkelhor, D. (1996). Is youth victimization related to trauma symptoms and depression after controlling for prior symptoms and family relationships? A longitudinal, prospective study. *Journal of Consulting and Clinical Psychology, 64* (6), 1406–1416.

Breslau, N., Davis, G. C., Andreski, P. & Peterson, E. (1991). Traumatic events and posttraumatic stress disorder in an urban population of young adults. *Archives of General Psychiatry, 48,* 216–222.

Brewin, C. R., Andrews, B. & Valentine, J. D. (2000). Meta-analysis of risk factors for Posttraumatic Stress Disorder in trauma-exposed adults. *Journal of Consulting and Clinical Psychology, 68* (5), 748–766.

Brewin, C. R., Dalgleish, T. & Joseph, S. (1996). A dual representation theory of Posttraumatic Stress Disorder. *Psychological Review, 103,* 670–686.

Bryant, R. A. & Harvey, A. G. (2000). Acute Stress Disorder: *A Handbook of Theory, Assessment, and Treatment.* Washington, DC: APA.

Bryant, R. A., Harvey, A. G., Dang, S. T. & Sackville, T., (1998). Assessing Acute Stress Disorder: Psychometric properties of a structured clinical interview. *Psychological Assessment, 10,* 212–220.

Bryant R. A., Sackville, T., Dang, S. T., Moulds, M. & Guthrie, R. (1999). Treating Acute Stress Disorder: An evaluation of cognitive behavior therapy and supportive counseling techniques. *American Journal of Psychiatry, 156,* 1780–1786.

Butollo, W. & Hagl, M. (2003). *Trauma, Selbst und Therapie.* Bern: Huber.

Ceci, S. J., Loftus, E. F., Leichtman, M. D. & Bruck, M. (1994). The possible role of source misattributions in the creation of false beliefs among preschoolers. *International Journal of Clinical and Experimental Hypnosis, 47,* 304–320.

Celano, M., Hazard, A., Webb, C. & McCall, C. (1996). Treatment of traumatogenic beliefs among sexually abused girls and their mothers: an evaluation study. *Journal of Abnormal Child Psychology, 24,* 1–17.

Chemtob, C. M., Nakashima, J. P. & Hamada, R. S. (2002). Psychosocial intervention for post-disaster trauma symptoms in elementary school children. *Archives of Pediatric and Adolescent Medicine, 156,* 211–216.

Classen, C., Palesh, O., Aggarwal, R. (2005). Sexual revictimization: A review of the literature. *Trauma, Violence and Abuse, 6,* 103–129.

Cohen, J. A., Deblinger, E., Mannarino, A. P. & Steer, R. A. (2004). A multisite, randomized controlled trial for children with sexual abuse-related PTSD symptoms. *Journal of the American Academy of Child and Adolescent Psychiatry, 43,* 393–402.

Cohen, J. A. & Mannarino, A. P. (1993). A treatment model for sexually abused preschoolers. *Journal of Interpersonal Violence, 8,* 115–131.

Cohen, J. A. & Mannarino, A. P. (1996a). A treatment outcome study for sexually abused preschool children: Initial findings. *Journal of the American Academy of Child and Adolescent Psychiatry, 35,* 42–50.

Cohen, J. A. & Mannarino, A. P. (1996b). Factors that mediate treatment outcome of sexually abused preschool children. *Journal of the American Academy of Child and Adolescent Psychiatry, 35,* 1402–1410.

Cohen, J. A. & Mannarino, A. P. (1997). A treatment study for sexually abused children: Outcome during a one-year followup. *Journal of the American Academy of Child and Adolescent Psychiatry, 36,* 1228–1235.

Cohen, J. A. & Mannarino, A. P. (1998). Factors that mediate treatment outcome of sexually abused children: six- and 12-month follow up. *Journal of the American Academy of Child and Adolescent Psychiatry, 37,* 44–51.

Cohen, J. A. & Mannarino, A. P. (2000). Predictors of treatment outcome in sexually abused children. *Child Abuse and Neglect, 24,* 983–994.

Cohen, J. A., Mannarino, A. P. & Deblinger, E. (2006). *Treating Trauma and traumatic Grief.* New York: Guilford. (dt. Übersetzung ist in Vorbereitung, L. Goldbeck: Trauma und traumatische Trauer behandeln).

Cohen, J. A., Mannarino, A. P. & Knudsen, K. (2005). Treating sexually abused children: 1 year follow-up of a randomized controlled trial. *Child Abuse and Neglect, 29,* 135–145.

Cohen, J. A., Mannarino, A. P., Perel, J. M. & Staron, V. (2007). A pilot randomized controlled trial of combined trauma-focused CBT and sertraline for childhood PTSD symptoms. *Journal of the American Academy of Child & Adolescent Psychiatry, 46,* 811–819.

Cook, A., Blaustein, M., Spinazzola, J. & Van der Kolk, B. (Eds.) (2003). *Complex Trauma in Children and Adolescents.* White paper from the National Child Traumatic Stress Network.

Creamer, M. (1993). Recent developments in Posttraumatic Stress Disorder. *Behavior Change, 10,* 219–227.

Dalgleish, T. (2004). Cognitive approaches to Posttraumatic Stress Disorder: the evolution of multirepresentational theorizing. *Psychological Bulletin, 130* (2), 228–260.

Daviss, W. B., Mooney, D., Racusin, R., Ford, J., Fleischer, A. & McHugo, G. (2000). Predicting posttraumatic stress after hospitalization for pediatric injury. *Journal of American Academy of Child and Adolescent Psychiatry, 39,* 569–575.

DeBellis, M. D. & Van Dillen, T. (2005). Childhood Post-Traumatic Stress Disorder: An overview. *Child and Adolescent Psychiatric Clinics of North America, 14,* 745–772.

Deblinger, E. & Helfin, A. H. (1996). *Treating sexually abused children and their nonoffending parents.* Thousand Oaks, CA: Sage.

Deblinger, E., Lippman, J. & Steer, R. (1996). Sexually abused children suffering post-traumatic stress symptoms: Initial treatment outcome findings. *Child Maltreatment, 1,* 310–321.

Deblinger, E., Mannarino, A. P., Cohen, J. A. & Steer, R. A. (2006). A follow up study of a multisite, randomised, controlled trial for children with sexual abuse-related PTSD symptoms. *Journal of the American Academy of Child and Adolescent Psychiatry, 45* (2), 1474–1484.

Deblinger, E., Steer, R. A. & Lippmann, J. (1999a). Two-year follow-up study of cognitive and behavioural therapy for sexually abused children suffering post-traumatic stress symptoms. *Child Abuse & Neglect, 23,* 1271–1378.

Deblinger, E., Steer, R. A. & Lippmann, J. (1999b). Maternal factors associated with sexually abused children's psychosocial adjustment. *Child Maltreatment, 4,* 13–20.

Deblinger, E., Taub, B., Maedel, A. B., Lippmann, J. & Stauffer, L. B. (1997). Psychosocial factors predicting parent reported symptomatology in sexually abused children. *Journal of Child Sexual Abuse, 6,* 35–49.

Dehon, C. & Scheeringa, M. S. (2006). Screening for preschool Posttraumatic Stress Disorder with the Child Behavior Checklist. *Journal of Pediatric Psychology, 31* (4), 431–435.

Deutsche Gesellschaft für Kinder- und Jugendpsychiatrie und -psychotherapie u. a. (2007). *Leitlinien zur Diagnostik und Therapie von psychischen Störungen im Säuglings-, Kindes- und Jugendalter.* Köln: Deutscher Ärzte Verlag.

Döpfner, M., Görtz-Dorten, A. & Lehmkuhl, G. (2008). *Diagnostik-System für psychische Störungen nach ICD-10 und DSM-IV für Kinder und Jugendliche II (DISYPS-II).* Bern: Huber.

Döpfner, M. & Petermann, F. (2008). *Diagnostik psychischer Störungen im Kindes- und Jugendalter* (2. Aufl.). Göttingen: Hogrefe.

Drell, M. J., Siegel, C. H. & Gaensbauer, T. J. (1993). Posttraumatic Stress Disorder. In C. H. Zeanah (Ed.), *Handbook of infant mental health* (pp. 291–304). New York: Guilford.

Dwivedi, K. N. (2000). *Posttraumatic Stress Disorder in Children and Adolescents.* London: Whurr Publishers.

Dyregrov, A. (1989). Caring for helpers in disaster situations: Psychological debriefing. *Disaster Management, 2,* 25–30.

Dyregrov, A. (1997). The process in critical incident stress debriefings. *Journal of Traumatic Stress, 10,* 589–605.

Dyregrov, A., Kuterovac, G. & Barath, A. (1996). Factor analysis of the Impact of Event Scale with children in war. *Scandinavian Journal of Psychology, 37,* 339–350.

Ehlers, A. (1999). *Posttraumatische Belastungsstörung.* Göttingen: Hogrefe.

Ehlers, A. & Clark, D. M. (2000). A cognitive model of Posttraumatic Stress Disorder. *Behaviour Research and Therapy, 38,* 319–345.

Ehlers, A., Mayou, R. A. & Bryant, B. (2003). Cognitive predictors of Posttraumatic Stress Disorder in children: results of a prospective longitudinal study. *Behaviour Research and Therapy, 41,* 1–10.

Ehntholt, K. A. & Yule, W. (2006). Practitioner Review: Assessment and treatment of refugee children and adolescents who have experienced war-related trauma. *Journal of Child Psychology and Psychiatry, 47,* 1197–1210.

Eisen, M. L., Goodman, G. S., Qin, J., Davis, S. & Crayton, J. (2007). Maltreated children's memory: Accuracy, suggestibility, and psychopathology. *Developmental Psychology, 43,* 1275–1294.

Elklit, A. (2002). Vicitimization and PTSD in a danish national youth probability sample. *Journal of the American Academy of Child and Adolescent Psychiatry, 41* (2), 174–180.

Essau, C. A., Conradt, J. & Petermann, F. (1999). Häufigkeit der Posttraumatischen Belastungsstörung bei Jugendlichen: Ergebnisse der Bremer Jugendstudie. *Zeitschrift für Kinder- und Jugendpsychiatrie und Psychotherapie, 27,* 37–45.

Eth, S. (1992). Clinical response to traumatized children. In L. S. Austin (Ed.), *Responding to disaster. A Guide for Mental Heatlh Professionals* (pp. 101–124). Washington DC: American Psychiatric Press.

Felitti, V. J., Anda, R. F., Nordenberg, D., Williamson, D. F., Spitz, A. M., Edwards, V., Koss, M. P. & Marks, J. S. (1998). Relationship of childhood abuse and household dysfunction to many of the leading causes of death in adults. *American Journal of Preventive Medicine, 14,* 245–258.

Fleischhaker, C., Munz, N., Böhme, R., Sixt, B. & Schulz, E. (2006). Dialektisch-Behaviorale Therapie für Adoleszente (DBT-A) – Eine Pilotstudie zur Therapie von Suizidalität, Parasuizidalität und selbstverletzenden Verhaltensweisen bei Patientinnen mit Symptomen einer Borderlinestörung. *Zeitschrift für Kinder- und Jugendpsychiatrie und Psychotherapie, 34* (1), 15–25.

Foa, E. B., Davidson, J. R. T. & Frances, A. (1999). The expert consensus guideline series. Treatment of Posttraumatic Stress Disorder. *Journal of Clinical Psychiatry, 60,* 4–76.

Foa, E. B., Johnson, K. M., Feeny, N. C. & Treadwell, K. R. H. (2001). The Child PTSD Symptom Scale: A preliminary examination of its psychometric properties. *Journal of Clinical Child Psychology, 30,* 376–384.

Foa, E. B. & Kozak, M. J. (1986). Emotional processing of fear: Exposure to corrective information. *Psychological Bulletin, 99* (1), 20–35.

Foa, E. B., Riggs, D. S., Massie, E. D. & Yarczower, M. (1995). The impact of fear activation and anger on the efficacy of exposure treatment for Posttraumatic Stress Disorder. *Behavior Therapy, 26,* 487–499.

Foa, E. B., Steketee, G. & Rothbaum, B. (1989). Behavioral/cognitive conceptualizations of Posttraumatic Stess Disorder. *Behavior Therapy, 20,* 155–176.

Frederick, C., Pynoos, R. & Nader, K. (1992). *Childhood Posttraumatic Stress Reaction Index – a copyrighted instrument.* Los Angeles: University of California.

Friedrich, W. N., Grambsch, P., Damon, L., Koverola, C., Wolfe, V., Hewitt, S. K., Lang, R. A. & Broughton, D. (1992). Child Sexual Behavior Inventory: Normative and clinical comparisons. *Psychological Assessment, 4,* 303–311.

Frühe, B. (2007). *Checkliste zur Akuten Belastung – Diagnostik und Zusammenhang akuter und posttraumatischer Belastung bei Kindern und Jugendlichen.* Diplomarbeit. München: Ludwig-Maximilians-Universität München.

Frühe, B., Kultalahti, T. & Rosner, R. (2007). *Checkliste zur Akuten Belastung.* München: Ludwig Maximilians Universität München.

Gavranidou, M., Niemiec, B., Magg, B. & Rosner, R. (2008). Traumatische Erfahrungen, Belastungen im Exil und psychische Belastung junger Flüchtlinge. *Kindheit und Entwicklung, 17* (4), 224–231.

Gavranidou, M. & Rosner, R. (2003). The weak sex? Gender and PTSD. *Depression and Anxiety, 17,* 130–139.

Giaconia, R. M., Reinherz, H. Z., Silverman, A. B., Pakiz, B., Frost, A. K. & Cohen, E. (1995). Traumas and Posttraumatic Stress Disorder in a community population of older adults. *Journal of the American Academy of Child and Adolescent Psychiatry, 34,* 1369–1380.

Goenjian, A. K., Pynoos, R. S., Steinberg, A. M., Najarian, L. M., Asarnow, J. R., Karayan, I., Ghurabi, M. & Fairbanks, L. (1995). Psychiatric comorbidity in children after the 1988 earthquake in Armenia. *Journal of American Academy of Child and Adolescent Psychiatry, 34* (9), 1174–1184.

Graf, A., Irblich, D. & Landolt, M. A. (2008). Posttraumatische Belastungsstörungen bei Säuglingen und Kleinkindern. *Praxis der Kinderpsychologie und Kinderpsychiatrie, 57* (4), 247–263.

Green, B. L., Korol, M., Grace, M. et al. (1991). Children and disaster: Age, gender, and parental effects on PTSD symptoms. *Journal of the American Academy of Child and Adolescent Psychiatry, 30,* 945–951.

Greenberg, H. S. & Keane, A. (2001). Risk factors for chronic posttraumatic stress symptoms and behavior problems in children and adolescents following a home fire. *Child and Adolescent Social Work Journal, 18,* 205–221.

Hammad, T. A., Laughren, T. & Racoosin, J. (2006). Suicidality in pediatric patients treated with antidepressant drugs. *Archives of General Psychiatry, 63,* 333–339.

Heemann, A., Schulte-Markwort, M., Ruhl, U. & Knoelker, U. (1998). Posttraumatische Belastungsstörung bei Kindern und Jugendlichen. *Kindheit und Entwicklung, 7,* 129–142.

Hensel, T. & Meusers, M. (2006). *EMDR mit Kindern und Jugendlichen.* Göttingen: Hogrefe.

Herpertz-Dahlmann, B., Hahn, F. & Hempt, A. (2005). Diagnostik und Therapie der posttraumatischen Belastungsstörung im Kindes- und Jugendalter. *Nervenarzt, 76,* 546–556.

Horowitz, M. J. (1976). *Stress response syndromes.* New York: Aronson.

Horowitz, M. J. (1986). Stress-response syndromes: A review of Posttraumatic Stress Disorders. *Hospital and Community Psychiatry, 37,* 241–249.

Ironson, G., Wynings, C., Schneiderman, N. et al. (1997). Posttraumatic stress symptoms, intrusive thoughts, loss, and immune function after hurricane Andrew. *Psychosomatic Medicine, 59* (2), 128–141.

Janoff-Bulman, R. (1992). *Shattered assumptions: Towards a new psychology of trauma.* New York: The Free Press.

Kassam-Adams, N. & Winston, F. K. (2004). Predicting child PTBS: The relationship between Acute Stress Disorder and PTBS in injured children. *Journal of American Academy of Child and Adolescent Psychiatry, 4* (4), 403–411.

Keane, T. M., Fairbank, J. A., Caddell, J. M., Zimering, R. T. & Bender, M. E. (1985). A behavioral approach to assessing and treating Posttraumatic Stress Disorder in vietnam veterans. In C. R. Figley (Ed.), *Trauma and its wake* (pp. 257–294). New York: Brunner/Mazel.

Keane, T. M., Zimering, R. T. & Caddell, R. T. (1985). A behavioral formulation of PTSD in vietnam veterans. *Behavior Therapist, 8,* 9–12.

Keppel-Benson, J. M., Ollendick, T. H. & Benson, M. J. (2002). Posttraumatic stress in children following motor vehicle accidents. *Journal of Child Psychology and Psychiatry, 43,* 203–212.

Kessler, R. C., Sonnega, A., Bromet, E., Hughes, M. & Nelson, C. B. (1995). Posttraumatic Stress Disorder in the National Comorbidity Survey. *Archives of General Psychiatry, 52,* 1048–1060.

Kilpatrick, D. G., Veronen, L. J. & Best, C. L. (1985). Factors predicting psychological stress among rape victims. In C. R. Figley (Ed.), *Trauma and its Wake* (pp. 113–141). New York: Brunner/Mazel.

King, N. J., Heyne, D., Tonge, B. J., Mullen, P., Myerson, N., Rollings, S. & Ollendick, T. H. (2003). Sexually abused children suffering from Posttraumatic Stress Disorder: assessment and treatment strategies. *Cognitive and Behavior Therapy, 32* (1), 2–12.

King, N. J., Tonge, B. J., Mullen, P., Myserson, N., Heyne, D., Rollings, S., Martin, R. & Ollendick, T. H. (2000). Treating sexually abused children with posttraumatic stress symptoms: A randomized clinical trial. *Journal of the American Academy of Child and Adolescent Psychiatry, 39,* 1347–1355.

Kinzie, J. D., Sack, W. H., Angell, R. H., Manson, S. & Rath, B. (1986). The psychiatric effects of massive trauma on Cambodian children: I. The children. *Journal of the American Academy of Child and Adolescent Psychiatry, 25,* 370–376.

Kitayama, N., Brummer, M., Hertz, L., Quinn, S., Kim, Y. & Bremner, J. D. (2007). Morphologic alterations in the corpus callosum in abuse-related Posttraumatic Stress Disorder: a preliminary study. *Journal of Nervous and Mental Disorders, 195* (12), 1027–1029.

Koenen, K. C. (2006). Developmental epidemiology of PTSD: self-regulation as a central mechanism. *Annals of the New York Academy of Sciences, 1071,* 255–266.

Kolko, D. J. & Swenson, C. C. (2002). *Assessing and treating physically abused children and their families.* Thousand Oaks: Interpersonal Violence.

Korol, M., Green, B. L. & Gleser, G. C. (1999). Children's responses to a nuclear waste disaster: PTSD symptoms and outcome prediction. *Journal of the American Academy of Child and Adolescent Psychiatry, 38,* 368–375.

Krakow, B., Sandoval, D., Schrader, R., Keuhne, B., McBride, L., Yau, C. L. & Tandberg, D. (2001). Treatment of chronic nightmares in adjucted girls in a residential facility. *Journal of Adolescent Health, 29* (2), 94–100.

Krakow, B. & Zadra, A. (2006). Clinical management of chronic nightmares: Imagery rehearsal therapy. *Behavioral Sleep Medicine, 4* (1), 45–70.

Kruczek, T. & Salsman, J. (2006). Prevention and treatment of Posttraumatic Stress Disorder in the school setting. *Psychology in the Schools, 43* (4), 461–470.

Kultalahti, T. & Rosner, R. (2008). Risikofaktoren der Posttraumatischen Belastungsstörung nach Trauma-Typ-I bei Kindern und Jugendlichen. *Kindheit und Entwicklung, 17* (4), 210–218.

La Greca, A. M., Vernberg, E. M., Silverman, W. K. & Prinstein, M. J. (1996). Symptoms of posttraumatic stress in children after hurricane Andrew: A prospective study. *Journal of Consulting and Clinical Psychology, 64* (4), 712–723.

Landolt, M. A. (2004). *Psychotraumatologie des Kindesalters.* Göttingen: Hogrefe.

Landolt, M. A. & Hensel, T. (2008). *Traumatherapie bei Kindern und Jugendlichen.* Göttingen: Hogrefe.

Landolt, M. A., Vollrath, M., Ribi, K., Timm, K., Sennhauser, F. H. & Gnehm, H. E. (2003). Indizidenz und Verlauf posttraumatischer Belastungsreaktionen nach Verkehrsunfällen im Kindesalter. *Kindheit und Entwicklung, 12,* 184–192.

Laor, N., Wolmer, L., Mayes, L., Gershon, A., Weizman, R. & Cohen, D. J. (1997). Israeli preschool children under Scuds: A 30-month follow-up. *Journal of the American Academy of Child & Adolescent Psychiatry, 36,* 349–356.

Layne, C. M., Saltzman, W. R., Savjak, N. & Pynoos, R. S. (1999). *Trauma/grief focused group psychotherapy manual.* Sarajevo, Bosnia: UNICEF Bosnia & Herzegovina.

Lieb, K., Zanarini, M., Schmahl, C., Linehan, M. & Bohus, M. (2004). Borderline personality disorder. *The Lancet, 364* (9432), 453–461.

Lieberman, A. F., Ghosh Ippen, C. & Van Horn, P. (2006). Child-parent psychotherapy: 6-month follow-up of a randomized controlled trial. *Journal of the American Academy of Child and Adolescent Psychiatry, 45* (8), 913–918.

Lieberman, A. F. & Van Horn, R. (2005). *„Don't hit my mommy!" – A manual for child-parent psychotherapy with young witnesses of family violence.* Washington: Zero to Three Press.

Lieberman, A. F. & Van Horn, P. (2008). *Psychotherapy for infants and young children: Repairing the effects of stress and trauma on early attachment.* New York: Guilford.

Linehan, M. M. (1993). *Cognitive-behavioral treatment of borderline personality disorder.* New York: Guilford Press.

Lipschitz, D. S., Winegar, R. K., Hartnick, E., Foote, B. & Southwick, S. M. (1999). Posttraumatic Stress Disorder in hospitalized adolescents: Psychiatric comorbidity and clinical correlates. *Journal of the American Academy of Child and Adolescent Psychiatry, 38* (4), 385–392.

Lonigan, C. J., Shannon, M. P., Taylor, C. M., Finch, A. J. & Sallee, F. R. (1994). Children exposed to disaster: risk factors for the development of post-traumatic symptomatology. *Journal of the American Academy of Child and Adolescent Psychiatry, 33,* 94–105.

Malik, M. L., Connor, K. M., Sutherland, S. M., Smith, R. D., Davison, R. M. & Davidson, J. R. T. (1999). Quality of life and Posttraumatic Stress Disorder: A pilot study assessing changes in SF-36 Scores before and after treatment in a placebo-controlled trial of fluoxetine. *Journal of Traumatic Stress, 12,* 387–393.

March, J. S. (1990). Sleep disturbance in PTSD. *American Journal of Psychiatry, 147,* 1697–1698.

March, J. S., Amaya-Jackson, L., Murray, M. C. & Schulte, A. (1998). Cognitive-behavioral psychotherapy for children and adolescents with Posttraumatic Stress Disorder after a single-incident stressor. *Journal of the American Academy of Child and Adolescent Psychiatry, 37,* 585–593.

March, J. S., Amaya-Jackson, L. & Pynoos, R. S. (1997). Pediatric Posttraumatic Stress Disorder. In J. M. Wiener (Ed.). *Textbook of Child & Adolescent Psychiatry.* Washington: American Psychiatric Press.

Martini, D. R., Ryan, C. Nakayama, D. & Ramenofsky, M. (1990). Psychiatric sequelae after traumatic injury: The Pittsburgh regatta accident. *Journal of the American Academy of Child Psychiatry, 29,* 70–75.

McFarlane, A. C. (1987). Family functioning and over-protection following a natural disaster: The longitudinal effects of post-traumatic morbidity. *Australia and the New Zealand Journal of Psychiatry, 21,* 210–218.

McNally, R. J. (1991). Assessment of Posttraumatic Stress Disorder in children. *Psychological Assessment: A Journal of Consulting and Clinical Psychology, 3,* 531–537.

McNally, R. J. (1992). Psychopathology of Posttraumatic Stress Disorder (PTSD): Boundaries of the syndrome. In M. Basoglu (Ed.), *Torture and its consequences: Current treatment approaches* (pp. 229–252). Cambridge: Cambridge University Press.

Meewisse, M.-L., Reitsma, J. B., DeVries, G.-J., Gersons, B. P. R. & Olff, M. (2007). Cortisol and Posttraumatic Stress Disorder in adults: systematic review and meta-analysis. *British Journal of Psychiatry, 191,* 387–392.

Meiser-Stedman, R. (2002). Towards a cognitve-behavioral model of PTSD in children and adolescents. *Clinical Child and Family Psychology Review, 5* (4), 217–232.

Meiser-Stedman, R., Dalgleish, T., Smith, P., Yule, W. & Glucksman, E. (2007). Diagnostic, demographic, memory quality, and cognitive variables associated with Acute Stress Disorder in children and adolescents. *Journal of Abnormal Psychology, 116,* 65–79.

Meiser-Stedman, R., Yule, W., Smith, P., Glucksman, E. & Dalgleish, T. (2005). Acute Stress Disorder and Posttraumatic Stress Disorder in children and adolescents involved in assaults or motor vehicle accidents. *American Journal of Psychiatry, 162,* 1381–1383.

Miller, A. L., Rathus, J. H., DuBose, A. P., Dexter-Maza, E. T. & Goldklang, A. R. (2007). Dialectical behavior therapy for adolescents. In L. A. Dimeff & K. Koerner (Eds.), *Dialectical Behavior Therapy in Clinical Practice.* New York: Guilford.

Miller, A. L., Rathus, J. H. & Linehan, M. M. (2007). *Dialectical-Behavior Therapy with Suicidal Adolescents.* New York: Guilford.

Mirza, K. A. H., Bhadrinath, B. R., Goodyer, I. M. & Gilmour, C. (1998). Posttraumatic Stress Disorder in children and adolescents following road traffic accidents. *British Journal of Psychiatry, 172,* 443–447.

Mitchell, J. T. (1983). When disaster strikes … The critical incident stress debriefing. *Journal of Emergency Medical Services, 8,* 36–39.

Mitte, K., Steil, R. & Nachtigall, C. (2005). Eine Meta-Analyse unter Einsatz des Random-Effects-Modells zur Effektivität kurzfristiger psychologischer Interventionen nach akuter Traumatisierung. *Zeitschrift für Klinische Psychologie und Psychotherapie, 1,* 1–9.

Moradi, A. R., Taghavi, M. R., Neshat-Doost, H., Yule, W. & Dagleish, T. (1999). Performance of children and adolescents with PTSD on the Stroop colour-naming task. *Psychological Medicine, 29,* 415–419.

Mowrer, O. H. (1947). On the dual nature of learning – a re-interpretation of „conditioning" and „problem-solving". *Harvard Educational Review, 17,* 102–148.

Nader, K. (1997). Assessing traumatic experiences in children. In J. P. Wilson & T. M. Keane (Eds.), *Assessing Psychological Trauma and PTSD.* New York: Guilford.

Nader, K., Blake, D. & Kriegler, J. (1994). *Clinician Administered PTSD Scale for Children (CAPS-C).* Current and lifetime Diagnosis Version, and Instruction Manual. Los Angeles, CA: UCLA. Neuropsychiatric Institute and National Center for PTSD.

Nader, K., Pynoos, R., Fairbanks, L., Al-Ajeel, M. & Asfour, A. (1993). Acute posttraumatic reactions among Kuwait children following the Gulf crisis. *British Journal of Clinical Psychology, 32,* 407–416.

Nader, K., Pynoos, R., Fairbanks, L. & Frederick, C. (1990). Children's PTSD reactions one year after a sniper attack at their school. *American Journal of Psychiatry, 147,* 1526–1530.

Najavits, L. M. (2002). Seeking safety: *A treatment manual for PTSD and substance abuse.* New York: Guilford.

National Institute of Clinical Excellence (NICE) (2005). *Posttraumatic Stress Disorder. The management of PTSD in adults and children in primary and secondary care.* National Clinical Practice Guideline Number 26. London: Gaskell and the British Psychological Society. http://www.nice.org.uk/nicemedia/pdf/CG026fullguideline.pdf [Zugriff am 01. 11. 07].

Orr, S. P., Pitman, R. K., Lasko, N. B. & Herz, L. R. (1993). Psychophysiological assessment of Posttraumatic Stress Disorder imagery in World War II and Korean combat veterans. *Journal of Abnormal Psychology, 102,* 152–159.

Pal-Handl, K., Lackner, R. & Lueger-Schuster, B. (2004). *Wie Pippa wieder lachen lernte.* Wien: Springer.

Perkonigg, A., Kessler, R. C., Storz, S. & Wittchen, H.-U. (2000). Traumatic events and Posttraumatic Stress Disorder in the community: prevalence, risk factors and comorbidity. *Acta Psychiatrica Scandinavica, 101,* 46–59.

Perrin, S., Smith, P. & Yule, W. (2000). Practitioner Review: The assessment and treatment of Posttraumatic Stress Disorder in children and adolescents. *Journal of Child Psychology and Psychiatry, 41,* 277–289.

Petermann, F. (1996). *Psychologie des Vertrauens.* Göttingen: Hogrefe.

Pfefferbaum, B. (1997). Posttraumatic Stress Disorder in children: A review of the past 10 years. *Journal of the American Academy of Child and Adolescent Psychiatry, 36,* 1503–1511.

Pillemer, D. B. (1998). What is remembered about early childhood events? *Clinical Psychology Review, 18,* 895–913.

Pitman, R. K. (1988). Posttraumatic Stress Disorder, conditioning and network theory. *Psychiatric Annuals, 18,* 182–189.

Pitman, R. K., Gilbertson, M. W., Gurvits, T. V., May, F. S., Lasko, N. B., Metzger, L. J., Shenton, M. E., Yehuda, R. & Orr, S. P. (2006). Clarifying the origin of biological abnormalities in PTSD through the study of identical twins discordant for combat exposure. *Annals of the New York Academy of Sciences, 1071,* 242–254.

Prigerson, H. G., Horowitz, M. J., Jacobs, S. C., Parkes, C. M., Aslan, M., Raphael, B., Marwit, S. J., Wortman, C. B., Goodkin, K., Neimeyer, R. A., Bonanno, G., Block, S., Kissane, D., Boelen, P., Maercker, A., Litz, B., Johnson, J. G., First, M. B. & Maciejewski, P. K. (submitted). Field trial of consensus criteria for prolonged grief disorder proposed for DSM-V. *Archives of General Psychiatry.*

Pynoos, R. S., Frederick, C., Nader, K., Arroyo, W. Steinberg, A., Eth, S., Nunez, F. & Fairbanks, L. (1987). Life threat and posttraumatic stress in school-age children. *Archives of General Psychiatry, 44,* 1057–1063.

Pynoos, R. S., Goenjian, A., Tashjian, M., Karakashian, M., Manjikian, R., Manoukian, G., Steinberg, A. R. S. & Fairbanks, L. (1993). Posttraumatic stress in children after the 1988 Armenian earthquake. *The British Journal of Psychiatry, 163,* 239–247.

Pynoos, R. S., Steinberg, A. M. & Goenjian, A. (1996). Traumatic stress in childhood and adolescence. Recent developments and current controversies. In B. van der Kolk, A. C. McFalane & L. Weisaeth (Eds.), *Traumatic Stress. The Effects of overwhelming Experience on Mind, Body, and Society* (pp. 331–358). New York: Guilford Press.

Pynoos, R. S., Steinberg, A. M. & Piacenttini, J. C. (1999). A developmental psychopathology model of childhood traumatic stress and intersection with anxiety disorders. *Biological Psychiatry, 46* (11), 1542–1554.

Pynoos, R. S., Steinberg, A. M. & Wraith, R. (1995). A developmental model of childhood traumatic stress. In D. Cicchetti & D. J. Cohen (Eds.), *Developmental Psychopathology*. New York: Wiley.

Quirk, D. A. (1985). Motor vehicle accidents and post-traumatic anxiety conditioning. *Ontario Psychologist, 17,* 11–18.

Rathus, J. H. & Miller, A. L. (2002). Dialectical behavior therapy adapted for suicidal adolescents. *Suicide and Life Threatening Behavior, 32* (2), 146–157.

Ravens-Sieberer, U., Wille, N., Bettge, S. & Erhart, M. (2007). Psychische Gesundheit von Kindern und Jugendlichen in Deutschland. *Bundesgesundheitsblatt-Gesundheitsforschung-Gesundheitsschutz, 50,* 871–878.

Resick, P. A. & Schnicke, M. K. (1992). Cognitive processing therapy for sexual assault victims. *Journal of Consulting and Clinical Psychology, 60,* 748–756.

Ribchester, T. (2001). *An evaluation of the efficacy of eye movement desensitization and reprocessing as a treatment for Posttraumatic Stress Disorder in children and adolescents.* Unpublished doctoral thesis. University of London.

Rind, B., Tromovitch, P. & Bausermann, R. (1998). A meta-analytic examination of assumed properties of child sexual abuse using college samples. *Psychological Bulletin, 124,* 22–53.

Robins, C. J. & Chapman, A. L. (2004). Dialectical behavior therapy: Current status, recent developments, and future directions. *Journal of Personality Disorders, 18,* 73–89.

Rosner, R. & Powell, S. (2007). Überschätzt die ICD-10 die PTBS-Prävalenz? Auswirkungen unterschiedlicher Diagnosekriterien auf Diagnoseraten der Posttraumatischen Belastungsstörung nach Kriegstraumatisierung. *Trauma und Gewalt, 1,* 46–52.

Rosner, R. & Steil, R. (2009). *Ratgeber Posttraumatische Belastungsstörung*. Göttingen: Hogrefe.

Rossmann, P. (2005). *Depressionstest für Kinder.* Göttingen: Hogrefe.

Ruf, M. (2006). *University of California at Los Angeles Posttraumatic Stress Disorder Reaction Index* (von A. M. Steinberg, M. J. Brymer, K. B. Decker & R. S. Pynoos, Originalarbeit erschienen 2004). Unveröffentlichter Fragebogen. Konstanz: Universität Konstanz.

Saigh, P. A. (1989). The development and validation of the Children's Posttraumatic Stress Disorder Inventory. *International Journal of Special Education, 4,* 75–84.

Saigh, P. A. (1991). The development of Posttraumatic Stress Disorder following four different types of traumatization. *Behaviour Research and Therapy, 29,* 213–216.

Salmon, K. & Bryant, R. A. (2002). Posttraumatic Stress Disorder in children. The influence of developmental factors. *Clinical Psychology Review, 22,* 163–188.

Saß, H., Wittchen, H. U. & Zaudig, M. (1994). *Diagnostisches und statistisches Manual psychischer Störungen DSM-IV*. Göttingen: Hogrefe.

Schauer, M., Neuner, F. & Elbert, T. (2005). *Narrative Exposure Therapy.* Göttingen: Hogrefe.

Scheeringa, M. S. (1999). Treatment of Posttraumatic Stress Disorder in infants and toddlers. *Journal of Systemic Therapies, 18,* 20–31.

Scheeringa, M., Wright, M. J., Hunt, J. P. & Zeanah, C. H. (2006). Factors affecting the diagnosis and prediction of PTSD symptomatology in children and adolescents. *American Journal of Psychiatry, 163,* 644–651.

Scheeringa, M. S., Zeanah, C. H., Drell, M. J. & Larrieu, J. A. (1995). Two approaches to the diagnosis of Posttraumatic Stress Disorder in infancy and early childhood. *Journal of the American Academy of Child and Adolescent Psychiatry, 34,* 191–200.

Scheeringa, M. S., Zeanah, C. M., Myers, L. & Putnam, F. W. (2003). New findings on alternative criteria for PTSD in preschool children. *Journal of the American Academy of Child and Adolescent Psychiatry, 42* (5), 561–570.

Scheeringa, M. S., Zeanah, C. H., Myers, L. & Putnam, F. W. (2005). Predictive validity in a prospective follow-up of PTSD in preschool children. *Journal of the American Academy of Child and Adolescent Psychiatry, 44,* 899–906.

Schepker, R. (1997). Posttraumatische Belastungsstörungen im Kindesalter. Diagnose, Verlauf und therapeutische Strategien. *Zeitschrift für Kinder- und Jugendpsychiatrie und Psychotherapie, 25,* 46–56.

Schnurr, P. P. & Green, B. L. (2004). Understanding relationships among trauma, Post-traumatic Stress Disorder, and health outcomes. *Advances in Mind and Body Medicine, 20* (1), 18–29.

Schwarz, E. D. & Kowalski, J. M. (1991). Posttraumatic Stress Disorder after a school shooting: Effects of symptom threshold selection and diagnosis by DSM-III, DSM-III-R, or proposed. *American Journal of Psychiatry, 148,* 592–597.

Shalev, A. Y., Orr, S. P. & Pitman, R. K. (1993). Psychophysiologic assessment of traumatic imagery as an outcome measure in Posttraumatic Stress Disorder. *Journal of Clinical Psychiatry, 53,* 324–326.

Shapiro, F. (2001). *Eye movement desensitization and reprocessing. Basic principles, protocols, and procedures.* New York: Guilford.

Shaw, J. A., Applegate, B. & Schorr, C. (1996). Twenty-one month follow up of school-age children exposed to hurricane Andrew. *Journal of the American Academy of Child and Adolescent Psychiatry, 35,* 359–364.

Silverman, W. K. & Kurtines, W. M. (1996). Transfer of control: A psychosocial intervention model for internalizing disorders in youth. In E. D. Hibbs & P. S. Jensen (Eds.). *Psychosocial treatments for child and adolescent disorders: Empirically based strategies for clinical practice* (63–81). Washington: American Psychological Association.

Smith, P., Dyregorv, A. & Yule, W. (2002). *Children and war.* Bergen: Children And War Foundation.

Smith, P., Perrin, S., Dyregrov, A. & Yule, W. (2002). Principal components analysis of the Revised Children's Impact of Event Scale (CRIES-13) with children in war. *Personality and Individual Differences.* Verfügbar unter: www.childrenandwar.org/top.htm.

Smith, P., Perrin, S., Yule, W. & Rabe-Hesketh, S. (2001). War exposure and maternal reactions in the psychological adjustment of children from Bosnia-Herzegovina. *Journal of Child Psychology and Psychiatry, 42* (3), 395–404.

Stallard, P. (2006). Psychological interventions for posttraumatic reactions in children and young people. A review of randomised controlled trials. *Clinical Psychology Review, 26,* 895–911.

Stallard, P., Velleman, R., Langsford, J. & Baldwin, S. (2001). Coping and psychological distress in children involved in road traffic accidents. *British Journal of Psychology, 40* (2), 197–208.

Steil, R. (1997). *Posttraumatische Intrusionen nach Verkehrsunfällen – Faktoren der Aufrechterhaltung.* Frankfurt: Lang.

Steil, R. & Ehlers, A. (2000). Dysfunctional meaning of posttraumatic intrusions in chronic PTSD. *Behaviour Research and Therapy, 38,* 537–558.

Steil, R., Ehlers, A. & Clark, D. M. (1997). Kognitive Aspekte bei der Behandlung posttraumatischer Belastungsstörung. In A. Maercker (Hrsg.). *Therapie der posttraumatischen Belastungsstörungen.* Heidelberg: Springer.

Steil, R. & Füchsel, G. (2006). *IBS-KJ (Interviews zu Belastungsstörungen bei Kindern und Jugendlichen).* Göttingen: Hogrefe.

Steil, R., Mitte, K. & Kremberg, E. (2002). *Eine Metaanalyse zur Wirksamkeit von Psychotherapie bei Kindern und Jugendlichen mit Posttraumatischer Belastungsstörung.* Vortrag auf der Jahrestagung 2002 der Deutschsprachigen Gesellschaft für Psychotraumatologie (DeGPT). Universität Wien.

Steil, R. & Straube, E. (2002). Posttraumatische Belastungsstörung bei Kindern und Jugendlichen. *Zeitschrift für Klinische Psychologie, 31,* 1–13.

Stein, D. J., Ipser, J. C. & Seedat, S. (2006). Pharmacotherapy for Posttraumatic Stress Disorder (PTSD). *Cochrane. Data Base Systematic Review, 25* (1).

Stein, B. D., Jaycox, L. H., Kataoka, S. H., Wong, M., Tu, W., Elliott, M. N. & Fink, A. (2003). A mental health intervention for school children exposed to violence. *JAMA, 290,* 603–611.

Steinberg, A. M., Brymer, M. J., Decker, K. B. & Pynoos, R. S. (2004). The University of California at Los Angeles Post-traumatic Stress Disorder Reaction Index. *Current Psychiatry Reports, 6,* 96–100.

Tessler, M. & Nelson, K. (1994). Making memories: the influence of joint encoding on later recall by young children. *Consciousness and Cognition, 3,* 307–326.

Udwin, O., Boyle, S., Yule, W., Bolton, D. & O'Ryan, D. (2000). Risk factors for long-term psychological effects of a disaster experienced in adolescence: Predictors of Posttraumatic Stress Disorder. *Journal of Child Psychology and Psychiatry, 41,* 969–979.

Unnewehr, S., Schneider, S. & Margraf, J. (1995). *Kinder-DIPS. Diagnostisches Interview bei psychischen Störungen im Kindes- und Jugendalter.* Berlin: Springer.

Van der Kolk, B. A. (2005). Developmental trauma disorder: Towards a rational diagnosis for chronically traumatized children. *Psychiatric Annals, 35,* 401–408.

Van der Kolk, B. A., Greenberg, M., Boyd, H. & Krystal, J. (1985). Inescapable shock: Neurotransmitters and addiction to trauma: Towards a psychobiology of Post Traumatic Stress Disorder. *Biological Psychiatry, 20,* 314–325.

Vernberg, E., La Greca, A., Silvermann, W. & Prinstein, M. (1996). Prediction of posttraumatic stress symptoms in children after hurricane Andrew. *Journal of Abnormal Psychology, 105,* 237–248.

Wessa, M. & Flor, H. (2006). Psychobiologische Perspektiven und Therapiekonsequenzen. In A. Maercker & R. Rosner (Hrsg.), *Psychotherapie der Posttraumatischen Belastungsstörungen* (S. 18–24). Stuttgart: Thieme.

World Health Organization (WHO). (1997). *Internationale Klassifikation psychischer Störungen. ICD-10 Kapitel V (F). Forschungskriterien* (hrsg. v. H. Dilling, W. Mombour, M. H. Schmidt & E. Schulte-Markwort). Bern: Huber.

Wolmer, L., Laor, N., Gershon, A., Mayes, L. & Cohen, D. (2000). The mother-child dyad facing trauma: A developmental outlook. *Journal of Nervous and Mental Disease, 188,* 409–415.

World Health Organization, WHO (1991). *Tenth Revision of the International Classification of Diseases, Chapter V (F): Mental and Behavioral Disorders.* Genf: WHO.

Yule, W. (1992). Posttraumatic Stress Disorder in child survivors of shipping disasters: The sinking of the „Jupiter". *Psychotherapy and Psychosomatics, 57,* 200–205.

Yule, W., Bolton, D., Udwin, O., Boyle, S., O'Ryan, D. & Nurrish, J. (2000). The long-term psychological effects of a disaster experienced in adolescence. *Journal of Child Psychology and Psychiatry, 4,* 503–511.

Yule, W. & Udwin, O. (1991). Screening child survivors from the „Jupiter" sinking. *British Journal of Clinical Psychology, 30,* 131–138.

Zehnder, D. (2008). Notfallpsychologische Interventionen. In M. A. Landolt & T. Hensel (Hrsg.). *Traumatherapie bei Kindern und Jugendlichen.* Göttingen: Hogrefe.